ペットと暮らす

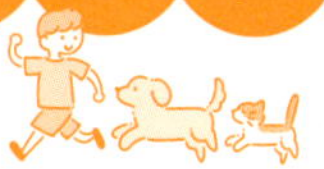

# 獣医師からのアドバイス

Team HOPE

ファームプレス

本書は、２０１６年９月２日より２０１８年７月６日まで、産経新聞に連載されたコラム「ペットと暮らす　獣医師からのアドバイス」に加筆修正し編集したものです。

# まえがき

この本は、「日本全国の獣医師が協力してペットの未来を考える」を合い言葉に、太田亟慈《じょうじ》代表のもと、仲間の獣医師が立ち上げたＴｅａｍ ＨＯＰＥ《チームホープ》という団体の会員たちによる書き下ろしで、産経新聞に２０１６年から連載されてきたコラムの記事を１冊にまとめたものです。Ｔｅａｍ ＨＯＰＥは、病気になったら動物病院に来るのではなく、健康な時間を延ばすためにこそ動物医療があるという考えで、ペットの予防医療を強く推進しているグループです。

新聞記事からの転載に当たってはできるかぎり各先生方の思いを伝える意図により、言葉の使い方などに不統一なところもありますが、むしろ全国の動物病院院長たちがペットとそのご家族のことを思って書き綴った、生の声が聞けてよいと思います。獣医師の正直な気持ちと思ってください。

Ｔｅａｍ ＨＯＰＥのよいところは、普通の動物病院でやっている普通の動物医療の将来を考えよう、それによってペットとそのご家族にとって最良の道を探そうという理念のもとに集まった獣医師の集まりということです。一言でいえば、もっと健康診断しっかりやろうよ、と集まったペットの代弁者たる獣医師たちなのです。

動物医療とは病気になったときだけのものではありません。ペットと暮らすためのアドバイスもできます。予防も、食事も、健康診断も、しつけも、トイレも、歯磨きも、季節ごとの管理も、年齢別の管理も、とにかく一生にわたりペットが健康に美しく生きていくためのウェルネスという概念で現在は行われています。

病気になる前にこれだけ知っておく必要がある、これだけやっておく必要がある、そういう情報を満載し、実際に動物病院を開設している獣医師からの生の声としてお届けできるのがこの本です。これまでは病気のことが書かれた本がいくつもありましたが、この本は病気にならないため、問題が起こらないようにするための本と思ってください。この本で、そして動物病院を上手に利用することで、動物たちの健康がさらに促進されることを願っています。

Team HOPE学術顧問　石田卓夫

# 目次

イラスト 関澤 愛

# 1章

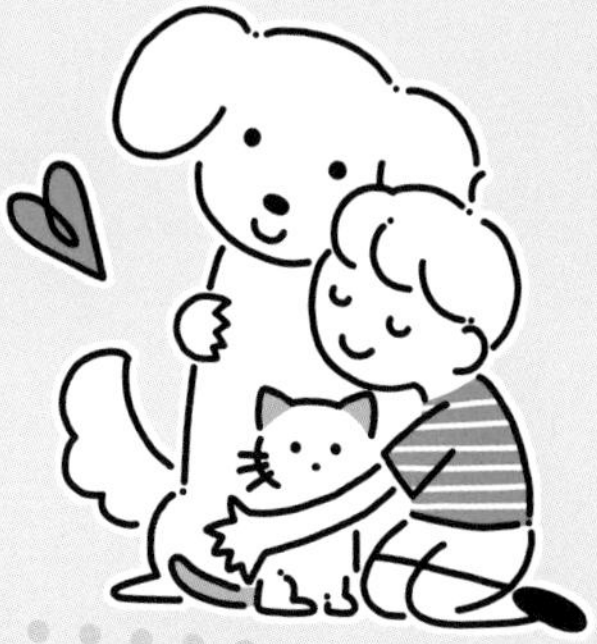

# ペットと暮らす前に

# 1 ペットと暮らす前に知ってほしいこと

Dog & Cat Hospital GALFAR院長　小泉信輝

ペットと暮らすと、かけがえのない経験や時間が得られますが、暮らし始めるときにはよく考えていただきたいことがあります。

ご家族の皆さんの声を聞くと、犬や猫などのペットと暮らすことで、子どもの心が豊かになったり、命の大切さを理解できるようになったりするようです。ペットを通じて家族とのコミュニケーションも増えるので、家庭も明るくなることでしょう。高齢者の場合は、ペットとの触れ合いで情緒が安定したり、犬の散歩によって運動不足が解消できたりとさまざまなメリットがあるようです。積極的に外部とのコミュニケーションをとるきっかけにもなるでしょう。さまざまな年齢、立場の人にとって、ペットとの暮らしは多くの利点を感じさせてくれると思います。

ただし、誰でもペットと暮らせるわけではありません。当然、ペットを禁じている集合住宅では無理ですし、仕事が忙しいなどの理由で十分世話ができない場合は、ペットもご家族も不幸になってしまいます。

また、ペットと暮らす前には、「命あるものには必ず別れがある」ということを理解しておかなければなりません。ペットをみとったあとの大きな喪失感を表す「ペットロス」という言葉がよく聞かれるようになりました。悲しみのあまり日常生活に支障をきたす人もいるそうです。睡眠がとれなかったり食事がとれずに体調を崩したりして、会社に行けなくなったという話も聞きます。

一度、犬や猫と暮らしたら、家族と同じように多くの時間を共有することになります。最後まできちんと世話することができるのか、十分に検討したうえで決めていただきたいと思います。

［2016年11月4日付］

## 2 ペットを迎えるその前に

Dog & Cat Hospital GALFAR院長　**小泉信輝**

初めてペットを迎え入れようとするとき、人は大きな期待と少しの不安を感じると思います。なぜならこれからずっと一緒に生活をするわけですから。

しかし、この「ずっと一緒」とはいつまででしょうか？　東京農工大学農学部の調査によると、犬の平均寿命は、１９９０年の調査では8.6歳だったものが、２０１４年の調査では13.2歳と25年間で1.5倍に、猫の平均寿命は２年に5.1歳だったものが２０１４年に11.9歳と2.3倍に延びています。

獣医療の発展と飼育環境の改善により、家庭で飼育されている犬と猫の寿命は確実に延び、高齢化が進んでいます。そうすると、ペットを迎え入れて終生を共に生活するのは、大きな病気がなければ10年以上となります。皆さんは10年以上ペットをかわいがってあげることができるでしょうか？

このようなことができないご家族のもとにやってきたペットの末路は不幸で

す。万一、捨てられても、新たなご家族に巡り合えたペットはラッキーですが、そんな幸運なペットはどれだけいるでしょうか？　環境省の統計資料によると、2015年に犬は1万5811頭、猫は6万7091頭、計8万2902頭が保健所で殺処分されています。

殺処分数は年々減少傾向にありますが、不幸な犬猫を少しでも減らすために、ペットを迎え入れる前には終生を共にできるか、責任を持って面倒をみることができるかを十分に検討して迎えるかどうかを決めましょう。少しでも不幸なペットがいなくなれば幸いです。十分検討した後にはペットとの楽しい生活が待っています。

［2017年3月24日付］

3

# 初めてペットを選ぶとき

Dog & Cat Hospital GALFAR院長　小泉信輝

初めてペットを迎え入れると決めたら、犬にするか猫にするか、小鳥やハムスターなどの小動物にするか、選ばなければなりません。

犬を選んだ場合は、自身の家族構成や飼育環境を考えてください。1人暮らしで帰宅が遅い方や年配の方で犬の運動量が確保できない場合は、犬のストレスにより無駄ぼえが多くなるなどの問題行動で悩まされるかもしれません。

集合住宅で飼育する場合は、牧羊犬などほえることが仕事の犬種を選択すると、適切なしつけをしないとトラブルになりかねません。プードルは毛が抜けにくいため室内で飼育しやすいですが、定期的な毛のカットが必要です。そのカット代金は男性の散髪料金より高いでしょう。

猫を選んだ場合は、犬ほどの大きさや性格のバリエーションはありませんが、おっとりしている長毛種にするか、活動的な短毛種にするか悩むところです。長毛種は毛玉にならないように毎日のブラッシングが必要になります。

では、どこから迎え入れますか？　多くの方がペットショップを思い浮かべると思いますが、そのほかにも、ブリーダー、動物管理センター、ボランティアが行う「譲渡会」などの方法があります。譲渡会では子犬・子猫だけでなく成犬・成猫も譲渡対象になっていることが多く、年配の方々は、手のかからない落ち着いた成犬・成猫を迎え入れるのも一つの選択肢です。

環境省によると、動物管理センターの犬猫の返還・譲渡数は年々増加していますが、まだまだ殺処分されている犬猫は多いです。ぜひ譲渡会も選択肢の一つに加えていただければと思います。

［2017年3月31日付］

4

# 初めてペットが来たときの心構え

Dog & Cat Hospital GALFAR院長　小泉信輝

初めてペットを自宅に迎え入れるときの喜びはひとしおでしょう。待ちに待ったペットですから。

ただし、ペットが自宅などの環境に慣れるまではそっとしてあげてください。子犬、子猫は頑張って遊びすぎることがよくあります。その疲れや環境の変化で、食欲不振や下痢などの症状が出ることがあります。1～2週間はできるだけサークルやケージ内で生活させ、徐々に行動範囲を広げていくとよいでしょう。

環境に慣れてくると子犬、子猫は活発になり、予期せぬ事故が起きることがあります。子犬はいろいろなものをかんだり飲み込んだりします。例えば、ボタン形電池や配線コード類、ネギ類は命に関わることもあるので注意しましょう。子猫の場合は、長いひも類やユリ科植物などを食べると大変危険です。

また、小型犬は抱っこで落とし、前足を骨折する事例もよく見受けられるので注意が必要です。

環境に慣れたら、かかりつけになる動物病院を探しましょう。先天性疾患の有無やワクチン接種、突然の事故時の相談、不妊手術の相談など動物病院との関係はとても大切です。飼育相談や健康相談もできるホームドクターを見つけることがポイントです。

一方、獣医療が高度化し、治療費も高額になる傾向にあります。ある保険会社の調査では、病気やケガでの治療費は年間、犬で5万7822円、猫で3万5749円でした。現在ではペット保険もさまざまなタイプがありますので、よく調べて保険に加入するのも一つの方法です。

ペットとの暮らしは最初、とまどいの連続かもしれません。しかし十分に慣れてしまえば家族の一員として楽しい生活が送れることでしょう。

［2017年4月14日付］

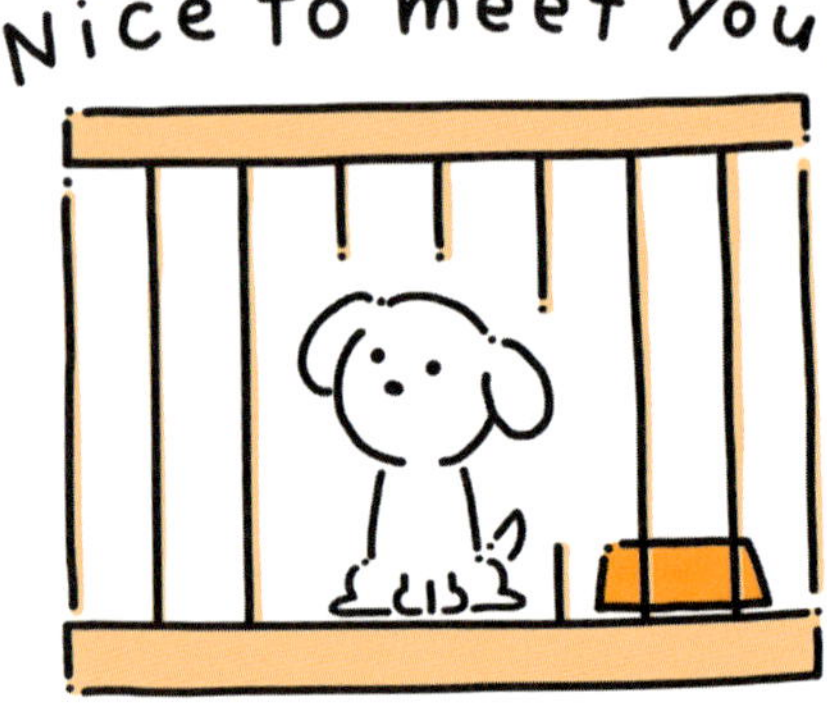
Nice to meet you!

## 5 1人暮らしの場合は

どうぶつ園通りの動物病院院長　石原　創

少子高齢化が進み、近年では1人暮らしの方がペットと暮らすケースが増えています。ペットはかけがえのないパートナーになってくれますが、まずはしっかり考えてから動物を選びましょう。

ペットはとてもかわいいですね。しかし、世話をする時間的・経済的な余裕があるかどうか、また一緒に生活することができる環境なのか、いま一度考えてみてください。

ペットにかけてあげられる時間が短い場合や、外出が多い方は、犬よりは猫のほうが暮らしやすいでしょう。そのほかの動物では、ウサギやハムスターなどは比較的世話しやすいと思います。しかし、いずれの場合も、その動物の一生の面倒をみるという覚悟で決めてもらいたいです。

さて、犬と暮らすということは「犬中心の生活」になるということです。適度な運動が必要ですから、毎日散歩に出かけなければなりません。また、いたずらで傷つけられて困るようなものを届くところに置かないように注意が必要です。喫煙者なら、たばこや灰皿を置くことも危険につながります。

集合住宅の場合は、ほえ声による近隣住民とのトラブルもよくありますのでしつけが大切になってきます。

猫はきれい好きな動物なので、多くの場合すぐに排泄《はいせつ》場所を覚えますが、1日1回のトイレ掃除を徹底することや、安心できる場所に設置することなど配慮が必要です。

また、旅行に行ったり、急に外泊したりすることがあるかもしれないので、ペットホテルや預かってくれる人を見つけておくことも大切です。

仕事から帰宅し、待っていてくれる存在がいることは幸せなことです。かけがえのないパートナーについての知識をしっかり持ち、準備や対策をしてあげてください。

［2018年5月25日付］

# 6 散歩できないときは

北光犬猫病院院長　立花　徹

今回はペットの散歩についてお話ししたいと思います。梅雨どきには雨の日が続き、外出しにくくなることも少なくないでしょう。また、1人暮らしの方にとって、毎日散歩をさせることが難しい場合もあるかもしれません。

基本的には散歩をしなくても健康上、問題はありません。しかし、散歩あるいは外での排泄の習慣をつけている場合、どうしても外出しなくてはいけません。特に膀胱炎や胃腸障害で下痢になっているケースでは、頻繁に排泄しなければいけなくなるため、ペットを外に連れ出すことがより重要になります。ご家族にとって、とても労力がかかりますよね。

ですので、日頃から室内で排泄をさせる習慣を付けたほうがいいかと思います。また、最近では散歩のマナーとして、公共の道路は排泄をさせる場所ではなく、外に出る前に家の中で排泄を済ませてから出かけるという意識が定着してきているようです。

散歩はペットの排便や排尿よりも、運動をすることで、ストレスを発散させることが目的です。さらに精神安定や睡眠にかかわる神経伝達物質であるセロトニンや、他のホルモン物質が活性化し、情緒の安定にもつながることになります。

超小型犬や小型犬、猫たちは室内でも十分な運動量になるので、排便や排尿ができれば、散歩に出る必要はありません。散歩は人間同様にペットの気分転換にもなります。どうしても散歩に行けないときは、室内でボール遊びをしたり、ロープなどで引っ張りっこをしたりして、一緒に遊びながら運動をさせてください。また、フローリングなどでは、滑ってけがをしないように十分に注意をしてください。

［2018年6月1日付］

# 7 留守にするときは

どうぶつ園通りの動物病院院長　石原　創

1人暮らしの場合、自宅にペットだけを残すこともあるかと思います。まず気をつけなければいけないのは室温の管理です。ご家族の不在時にも、それぞれの動物に適した温度を維持できるよう、エアコンを活用してください。また誤食も問題になることが多いです。毒物摂取や腸閉塞《へいそく》で時間が経つと、命を落としてしまうこともあるので、ペットが摂取してはいけないものは何か、知識を身に付けましょう。

犬と暮らす場合、床やジャンプして届きそうな場所に、いたずらしそうな物を置くことはできません。ごみ箱は届かない高い場所に置くか、蓋を開けられないようにロックがかかるものを選びます。

猫は上下の運動が得意なので特に排水溝回りの生ごみは片付けておかなければなりません。糸やひもも、誤って食べてしまったりしては危険なのであらかじめ整理しておきましょう。
留守中の無駄ぼえによるトラブルもよくあります。愛着の対象者が自分から離れ去ったと感じたときに不安感を示す「分離不安」という状態に陥っている恐れがあります。

犬は飼い主との結びつきが強い動物です。特に1人暮らしの場合は、犬にとって相手は飼い主しかいません。帰宅時の喜びは大きいかもしれませんが、その分、不在時の悲しみや苦痛も大きくなります。

この場合は幼少期や、一緒に生活し始めのしつけトレーニングが大切です。行き帰りの挨拶はほどほどに。特に帰ってきたときはそっけないくらいの態度で接してください。留守番用のおもちゃも効果的です。散歩など運動をさせストレスを発散させてあげてください。それでも無駄ぼえが収まらなければ、ドッグトレーナーや獣医師に相談してください。

［2018年6月8日付］

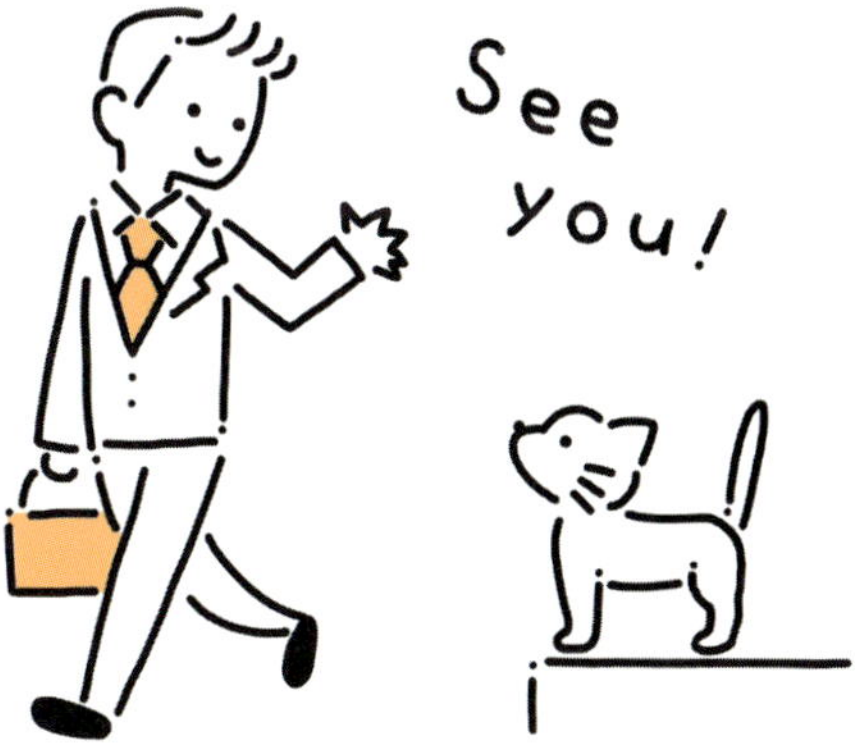
See
you!

# 8 室内に潜む危険

エスティー動物病院院長　佐藤龍也

近年、ペット飼育が可能なマンションが増えてきたこともあり、室内で暮らす犬や猫が増えました。ただ、一見安全と思われる室内にもペットにとって危険なものがあり、中でも異物誤飲はよく起こる事故の一つです。人の幼児と同じように、好奇心から口にして飲み込んでしまうことも多いのです。自然に排泄されることもありますが、大きさや物によっては開腹手術を要する場合もあります。発見が遅れると命を落とすことも少なくありません。

犬の誤飲は食欲や好奇心の旺盛な幼犬でよく見受けられます。特に、タマネギやチョコレート、キシリトールガム、レーズンなど食べてはいけないものや人間の常備薬などは中毒症状などを引き起こすので非常に危険です。

最近は、紙巻きたばこを加熱式のものに替える喫煙者が増え、犬がそのカートリッジを誤飲する事例が多くなっています。万が一、誤飲した際は、できるだけ早く動物病院を受診してください。

また、緊急時に家庭でできる吐かせる処置として、食塩やオキシドールを使った方法をインターネットのサイトなどでよく見かけますが、それぞれ中毒症状の誘発や胃の粘膜を荒らしてしまう危険性があるので、まずは動物病院の受診を最優先してください。

近年の猫ブームによる飼育頭数の増加に伴い、猫の誤飲例も増えています。興味を引くおもちゃやアクセサリー、特にひもやビニール、ウレタン生地のフロアマットは、腸閉塞穿孔《せんこう》を起こし開腹手術になるケースも多いです。遊びながらかみちぎって飲み込んでしまうので、普段の行動をよく観察してください。

ペットの周りに誤飲する恐れのあるものを置かないようにすることが、最善の事故予防策と言えるでしょう。

［2018年6月29日付］

# 9 うっかりが大事故に！

ペットメディカルセンター・エイル院長　池原秀壱

新年度のスタートなどに合わせて、犬や猫などのペットを新しい家族に迎え入れようと準備されている方も多いと思います。そこで気を付けたいのはご自宅の飼育環境はしっかり整っていますか？　ということです。

動物はストレス解消や遊びの一環として、あるいはご家族の気を引くために多くのものに興味を示し、何かを見つけては口にします。

周りを見渡してみましょう。殺鼠剤やナメクジ駆除剤など化学物質を置いていませんか？　アサガオ、ユリ、モンステラやクワズイモなどの観賞用花植物はありませんか？　枕元に睡眠薬など、人用の常備薬を置いていませんか？　それらは動物が誤って食べると、中毒を起こす危険性のある代表的なものです。

また、ペットショップで販売されている遊び道具も、かじって飲み込んだり、ごみ箱をあさって果物の種や、ひも状の異物、鶏の骨、人の髪の毛の塊など、「えっ？　まさか」と思うものを誤って食べ、大きな手術が必要になることもあります。

散歩をするときにも注意が必要です。草や砂の中に埋もれた異物や釣り針などを誤食したり、除草剤がまかれて草が枯れた場所にたまった雨水を飲むと、中毒の原因になります。

ペットと楽しく安心して暮らせるように、飼育環境を今一度見直してみてください。また、それらの誤食行動はストレスからくることも多いのです。たくさん遊んで、散歩に出かけるなどのストレス発散も大事なことです。

もし誤って食べてしまい、お尻からひも状のものが出たり、口の中に何かひっかかっているのに気が付いても、無理に取り出そうとせずに、早めに動物病院を受診してください。

［2017年4月21日付］

10

# 原因別の臭い対策

エルザ動物医療センターセンター長　長谷隆司

近年、私たちの生活の中でペットは家族同然となってきました。ペットとの距離はますます近くなり、大型犬でも室内で一緒に生活するケースは珍しくなくなりました。それに伴い、気になるのがペットの排泄物や体臭、口臭などの臭いの問題です。

排泄物は長く置かずに適切に片付けましょう。体臭は猫よりも犬で気になることがあります。もし皮膚病などがあると余計に臭いがしますので、薬用シャンプーなどで月に1～2回定期的にシャンプーをしてください。

肛門嚢《のう》からの臭いはペットが興奮したときなどに発することが多く、強烈な臭いがします。シャンプー前に、あらかじめ動物病院やトリマーさんに処理してもらっておけば、臭いは最小限に抑えることができます。

結膜炎などによる目ヤニや外耳炎による耳垢《あか》などの臭いは、動物病院で治療を受けることでなくなることが多いでしょう。

また、最も気になるのが口臭ですが、対策はやはり歯磨きなどのデンタルケアです。そのために、ペットが小さいときから、歯のお手入れに慣れるようにしましょう。歯垢《しこう》が付きにくい特殊なドッグフードやデンタル用品もあります。しかし、歯石の付着や歯の病気は、動物病院で処置してもらうことをお勧めします。

最後に、基本的な臭い対策は、ペットのケージ、マット、敷物などをいつも清潔にすることです。空気清浄機や安全な消臭剤などを利用することも効果的でしょう。そして、ペットの臭いに敏感になることは、ペットの病気の早期発見にもつながりますので、快適に安心して過ごせる環境作りを心がけましょう。

［2017年7月21日付］

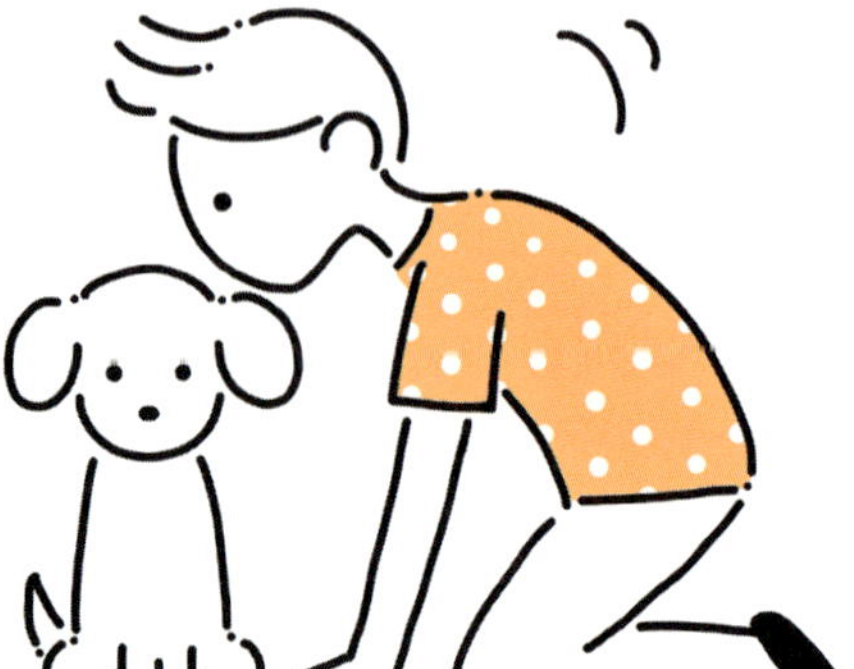

# 11 健康診断は必要ですか？

Team HOPE代表、犬山動物総合医療センター代表　**太田亟慈**

ご家族から「ペットの健康診断は必要でしょうか？」と聞かれることがよくあります。獣医師としての答えはもちろん「イエス」です。

ペットとその家族が幸せに暮らすためには、ご家族が日頃からペットの健康状態に気を配り、病気などの異常を早期に見つけることが必要です。そのためにも、1年に1回以上の健康診断が大切なのです。ご家族の皆さんには、動物病院は「病気になったから行く場所」ではなく、「健康を保つために行く場所」と考えていただければと思います。

こうした思いを抱く全国の獣医師たちが集まり、ペットを健康に長生きさせるために予防医療の啓発などを行う獣医師団体「Team《チーム》 HOPE《ホープ》」を2014年に立ち上げました。

Team HOPEでは、ペットを病気から守るため、定期的な健康診断を勧めるとともに、日常的にご家族がペットの健康を確認する「ウェルネスチェック」の実施を提案しています。

ウェルネスチェックでは、適切なしつけは継続できているか▽食事や運動の量は適切か▽太りすぎたり痩せすぎたりしていないか▽便や尿の回数やその状態▽皮膚や毛のつやの状態▽問題行動の有無——といったポイントを確認してもらいます。もし、いつもと違う様子が見られたら、体の不調のサインかもしれません。早めに獣医師へ相談することをお勧めします。

毎日ペットと接することで、ご家族はペットから多くの癒やしをもらい、楽しい生活を送れます。ペットが健康に暮らしていけるよう、気を配りたいものですね。

［2016年9月2日付］

2章

# 動物病院へ！

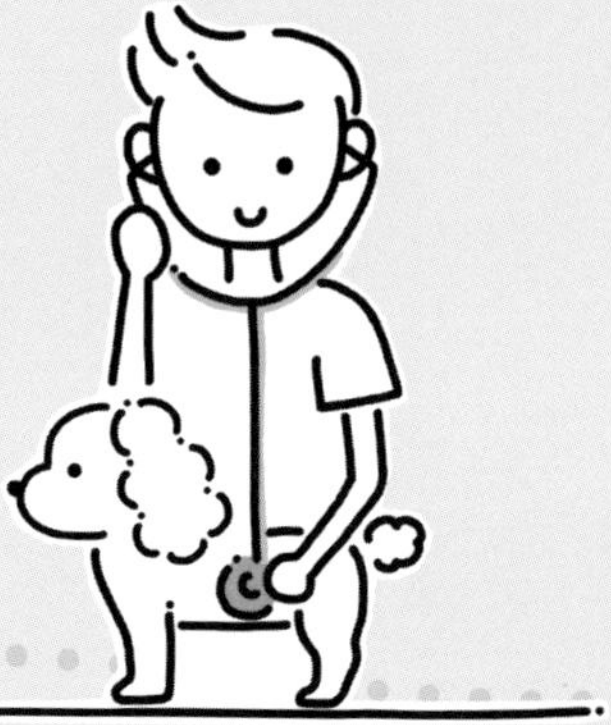

# 1 動物病院へ行く前に

兵庫ペット医療センター院長　**有里正夫**

犬も猫も、思わぬ事故や急な病気にかかる場合があります。そんなとき、どのような応急処置をしてから動物病院に行くべきなのか、迷ってしまいますよね。大切なペットを守るため、ご家族の方に知っておいてほしい処置方法があります。

切り傷やすり傷などによる出血の場合は、流水で傷を洗い、出血部位をタオルやハンカチで圧迫します。その上から粘着テープなどで巻いて、動物病院へ行ってください。

おもちゃや布などを飲み込んだ場合、頭を低くして抱きかかえ、背中をたたくとはき出させられることがありますが、早急に獣医師による処置が必要です。

激しいせきが出る場合、静かな場所で落ち着かせ、興奮させないようにしましょう。水や食べ物は気管に入ってしまうことがあるので、与えないでください。

骨折や脱臼は、かなりの痛みで不安を感じるため、ペットに触れようとするとかみついてくることがあります。ケージに入れて動物病院へ行きましょう。

激しいかゆみがあるときは、その部位をなめたりひっかいたりして、傷つけてしまうことがあります。冷たいタオルで冷やすことでかゆみは軽減されますが、原因を特定するためには受診をお勧めします。

突然のけいれん発作のときには、犬や猫が舌をかまないようにと口に手を入れるご家族もいらっしゃいますが、これは危険です。意識がないので指をかまれてしまいます。一般的に、けいれんは2、3分で治まる場合が多いので、抱っこはせず、頭などをぶつけないように守ってください。けいれんが治まったら、動物病院へ向かいましょう。

いざというときに慌てないよう、緊急で対応してもらえる動物病院を調べておくと安心ですね。

［2016年11月11日付］

## 2 動物病院デビュー

兵庫ペット医療センター院長　**有里正夫**

子犬を迎えることを決め、家にやってきたら、わくわくしてすぐにお出かけをしたくなるかもしれません。しかし、まずはのんびり過ごしましょう。生活環境の変化から体調を崩すことがあるので、睡眠時間を十分に取らせ、新しい環境に慣れさせてください。1週間ほどしたら、健康診断のために動物病院へ行くことをお勧めします。

子犬は車に酔うことが多いので、食事直後に連れていくのは避けたほうが無難です。検査に尿が必要な場合、ペットシーツにしみこんだ尿ではなく、紙コップなどで採尿したうえで、密閉できる容器に入れて持参してください。

動物病院の受付では、生年月日や接種したワクチンの種類などをおたずねします。このとき、受付カウンターに犬を乗せないでください。受付の人に、おしっこをかけてしまう場合があるためです。

待合室では、ご家族同士で情報交換などをすると楽しいですよ。犬同士のけんかを心配される方も多いようですが、犬も動物病院の雰囲気に緊張しており、けんかの余裕はないようです。

診察室では、獣医師が自宅での様子や食事の内容、排便や排尿の回数などをたずねます。あらかじめ、記録しておくといいですね。

最初の健康診断では、先天的疾患の有無や、心臓、頭部、股関節などの異常、寄生虫はいないかなどを調べます。結果を見ながら、今後の飼育のアドバイスや、必要な場合は治療や予防法についても説明します。

初めて動物病院を受診したペットが、その時間を楽しめたのか、緊張したのか、観察するのも面白いものです。家とは違った一面が発見できるかもしれませんよ。

［2016年11月18日付］

# 3 かかりつけ獣医師はいますか

エルザ動物医療センター院長　**長谷隆司**

動物の健康管理は人の健康管理よりも難しい面があります。人間の赤ちゃんの健康管理と似ているところがあるかもしれません。

なぜなら、言葉を話せない動物は、自分で調子が悪いことをご家族に伝えることができません。多少悪いところがあっても表面には出さないため、ご家族からは問題がないように見えてしまうことが多いからです。

その結果、明らかに食欲や元気がなくなって初めて動物病院を受診し、そのときにはすでに病気が進行しているというケースがよくあります。

そんなとき、私たち獣医師がよく耳にするのが、「急にこんなことになるのですか？」と驚くご家族の言葉です。

犬や猫は人間の4～5倍の速度で年を取りますので、それだけ老化の進行も速いことになります。しかし、突発性の場合を除いて、一般的な病気は徐々に

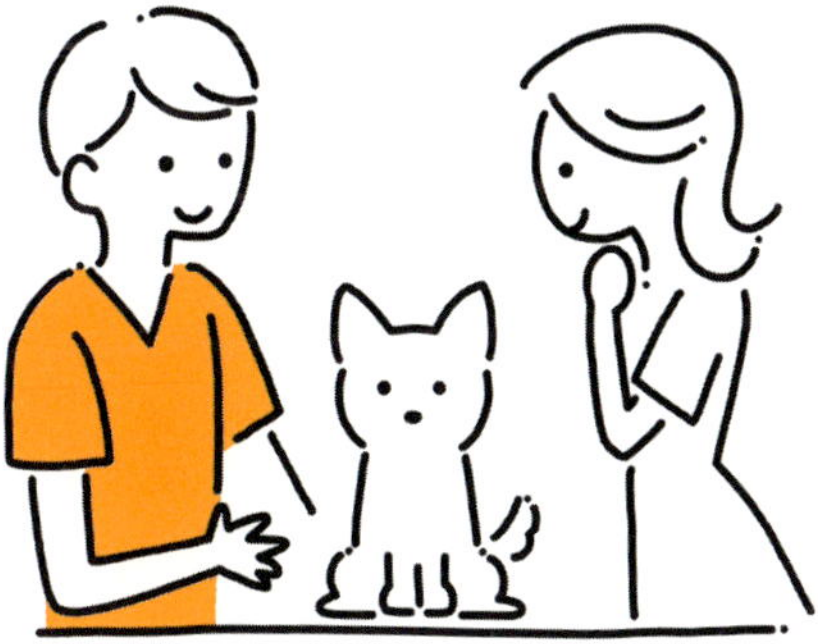

進行することも多く、定期的に健康診断を受けていれば、重症化する前に病気を見つけられたというケースは少なくありません。

動物の健康管理のポイントは、わずかなサインを見逃さないように普段から注意しておくことです。そのためには健康診断を定期的に受けて、専門家の目によって健康状態を確かめておくと安心です。

明らかな病気ではないときにでも気軽に受診でき、わずかな異常についても相談できるかかりつけの獣医師を見つけておくことをお勧めします。

動物病院の規模や設備よりも、「何でも相談できる獣医師がいること」が重要なポイントになります。十分なケアをしてくれるかかりつけ獣医師がいれば、急な体調不良にも迅速に対応してもらえるでしょう。

［２０１７年1月20日付］

## 4 獣医師と上手にコミュニケーション

エルザ動物医療センター院長　長谷隆司

動物病院を受診した際、聞きたいことがたくさんあるのに「先生は忙しそうで話しづらい」「診察室を出てから聞けなかったことに気付いた」「わかったような、わからなかったような……」という思いをしたことはありませんか？

診察前には、ペットの様子をよく観察し、聞きたいことを整理してメモにまとめておくことをお勧めします。来院目的をはじめ、薬や処方食など依頼したいこと、相談したいことなどを箇条書きにしておくと、要点を伝えやすくなります。

状況を正確に把握できるメモがあれば、獣医師は効率的に的確な診察をすることができます。一方、ご家族も後から、聞きたかったことを思い出して不安になる心配が少なくなります。

診察室ではまず、獣医師による問診が行われます。その際、ご家族は質問をよく聞いて事実関係を簡潔に答えるのがポイントです。「動物の状態についての事実関係」と「ご家族の考えや思い」は分けて考えてください。

入院や手術をすることになったら、ご家族が不安になるのは当然ですが、そんなときこそ落ち着いて説明を聞いてほしいと思います。確認しておくべきことは、現在の病状▽症状の原因▽治療方針▽予後について▽治療費の目安――です。それらを把握し、納得したうえで治療を受けると不安が解消されると思います。

ペットが病気になった際には、かかりつけの獣医師と上手にコミュニケーションをとって、最良の治療が受けられるように心がけたいですね。

［2016年12月9日付］

# 5 獣医師と一緒に健康管理

パル動物病院院長　西岡賢一

近年、インターネットの普及により、ペットの飼育や健康面で気になることを検索すると、多くの情報が簡単に手に入るようになっています。

もちろん有益な情報もありますが、中には誤った情報もあります。誤った情報をもとに解決を図ろうとすると病気の進行が進み、手遅れになってしまうことがあります。

また、一般的には有益な情報であっても、ペットの品種や年齢、性別、そのときの健康状態や生活環境が異なるため、ご自身のペットに適用できるかどうかは、軽々に判断できません。

実際に、皮膚に赤みが出たというペットのために、インターネットで調べてサプリメントを購入して食べさせ、しばらく自宅で様子を見ていたけれど、悪化したために来院したというケースがありました。

診断の結果、アトピー性皮膚炎でしたが、ご家族が判断したアレルギーの原因が違っていたため、自宅の治療では治らなかったのです。

また、ほかのケースでは、片足を引き上げたり、スキップのような歩き方をしていたペットがいましたが、インターネット検索上の「癖だ」という情報を信じて、そのまま様子を見た結果、靭帯《じんたい》を断裂してしまっていた例もあります。

これらは一例ですが、何か気になる点があれば、気軽に獣医師に相談してほしいと思います。ご家族と獣医師が一緒になってペットに最も適した健康チェック、病気の診断を受けることが早期発見・早期治療につながります。大切な家族であるペットの健康管理を獣医師と一緒に行っていきましょう。それにより「ペットとの大切な時間」が、できるだけ長く続くことができるとわれわれは考えています。

［2017年10月6日付一部修正］

# 6 健康診断は定期的に

ほっぺ犬猫病院　山部剛司

ペットもわれわれ人間と同じで、予防医療つまり病気の早期発見、早期治療が大切です。体調が悪いことを、言葉で伝えられないペットは、ご家族が気付いたときには病状が進行しているということも珍しくありません。

また、ペットの加齢はとても早く、私たちにいつのまにか追いつき追い越し、あっという間にシニア期になっていきます。

豊かな老後――ではないですが、できるだけ健康寿命を延ばし、家族の一員として健やかに過ごさせたいものです。普段の食欲や元気さ、排泄の様子を気にしていただくことも大切ですが、病気を芽のうちに発見し、摘み取るためには、動物病院での定期的な健康診断をお勧めします。

Team HOPE健康診断は、全国で初めてペットの健康診断で「検査項目」を統一しました。検査は、問診▽視診▽触診▽聴診▽血液検査▽尿検査▽便検査▽レントゲン――があります。

基本的な項目を全国で統一することで、健康診断に対するご家族の不安・不信を払拭し、より受診しやすい環境を整えていきます。

知ることで、また行動することで防げる、進行を遅らせることのできる病気もあります。すべての病気がわかるわけではなく、100%防ぐ方法もありませんが、声に出さない、我慢強いペットは、深刻な状態になるまでご家族は病気に気付けないことが多いのです。定期的な健康診断が大切です。

［2018年1月5日付］

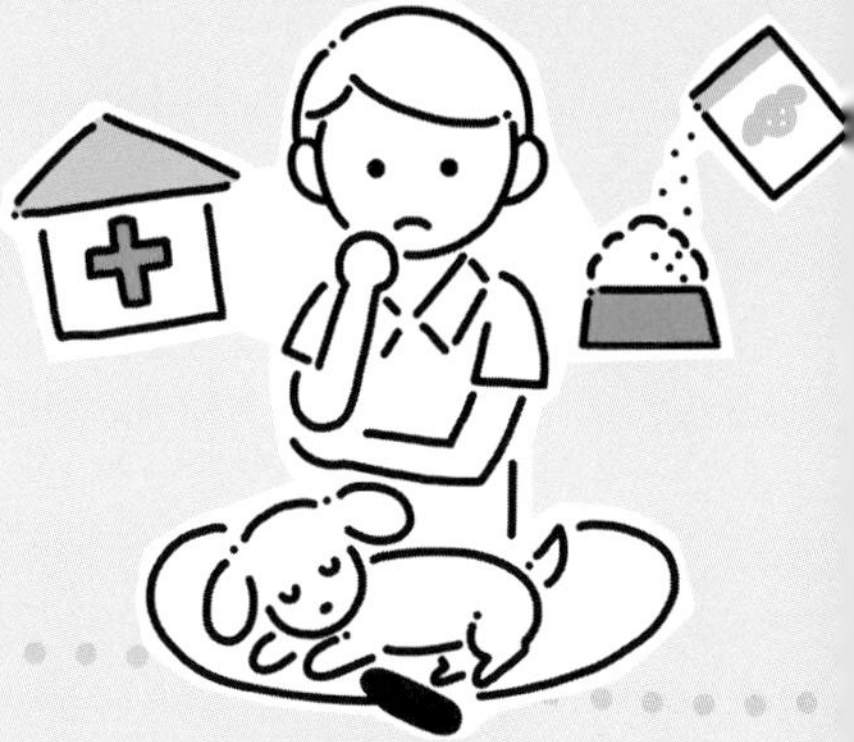

# 3章

# しっかり予防を

# 1 ペットの予防医療

大津動物クリニック院長　**藤本晋輔**

動物病院は、一般的には「犬や猫が病気になったら治療をして治すところ」というイメージがあります。しかし、動物が元気に行動しているからといって、体が健康であるとは限りません。また、ご家族は健康だと思っていても、健康診断を受けたら病気の一歩手前だったということもあります。治療だけでなく食事習慣の改善や病気の予防も獣医療の役割なのです。そういった医療のことを予防医療と呼んでいます。

予防医療は幅が広く、病気の予防だけにとどまりません。感染予防の混合ワクチン接種やフィラリア、ノミ・ダニ駆除による病気の予防のほか、健診などによる病気の早期発見、すでに病気を抱えている動物の悪化を防止したり、病気の再発防止も含んでいます。

ペットの予防医療の必要性が高まっている理由として、以下のことが考えられます。

1つめはペットの高齢化です。症状が出たときには、すでに手遅れだった――などとならないように、日頃からご家族がペットの健康を意識することが重要です。

2つめはペットロスに悩むご家族の増加です。ペットが急死し、十分な治療を受けさせることができなかった場合、「もっと何かできることがあったのではないか」と悔やみ、ペットロスの症状が重くなることがあるからです。

最後に、ペットの健康寿命を延ばすことも予防医療の重要な役割です。ペットが介護を必要とする病気にかかると、ご家族のストレスも大きくなるため、そのような予防も必要なのです。

大事なことは、予防医療は年齢や健康状態にかかわらず、動物病院任せでは効果は薄いということです。ペットの健康は、ご家族が主体となって守ってください。

［2017年10月27日付］

# 2 狂犬病予防について

やさか動物病院院長　**大石太郎**

狂犬病という感染症を知っている方は、どれくらいいるでしょうか？　国内で狂犬病の感染が最後に確認されたのは、もう60年近くも前のことになります。

狂犬病予防法で生後90日を超えたすべての犬は登録と予防接種が義務付けられていいます。当時は、まだ狂犬病の怖さが知られていたためか、ワクチン接種率は99％でした。しかし、現在では71.6％にまで下がっています。登録されていない犬がいることも考えると、全体の接種率は半数にも満たないと言われています。

なぜ、これだけ接種率が低下してしまったのでしょうか。それは、60年近く感染例がないことで、狂犬病自体が身近な感染症でなくなり、危機意識が薄れているためです。確かに日本では、飼育している犬が狂犬病に感染するリスクはかなり低くなりました。しかし、海外から持ち込まれるなどした場合、現状の接種率では感染拡大を防ぐことができないことに危機感を感じています。

狂犬病は、犬から犬はもちろん、人をはじめすべての哺乳類に感染すると言われ、発症後の致死率は100％と非常にリスクの高い病気です。アジアでは今も多くの国で年間数万人の死亡者が出ているのです。

この恐ろしい感染症を日本で二度と発生させないためには、ご家族の皆さんが責任を持って予防接種を受けさせることが重要です。ワクチンは、家族の一員である犬を病気から守るだけでなく、狂犬病から日本を守る大事な予防線でもあるのです。

ただ、狂犬病の予防接種には、少なからず副作用があるのも事実です。接種する際には、必ずかかりつけの獣医師に相談しましょう。年1回の接種を目標にしてほしいと思います。

［2017年1月27日付］

## 3 狂犬病予防接種の徹底を

いるか動物病院院長　**近藤隆太**

狂犬病は、人を含むすべての哺乳類が感染する病気です。治療法はなく、発症するとけいれんや呼吸困難、まひなどの神経症状を示し、ほぼ100％死亡する危険なものです。狂犬病を発症している動物にかまれたり、傷口をなめられたりするだけでも感染する可能性があります。

戦前の日本では多くの感染例がありましたが、1950年に感染を防ぐワクチンの接種を義務づける狂犬病予防法が制定され、厚生労働省の資料によると動物では1957年の発生以降の感染例はありません。

しかし、世界では推計で毎年5万人以上が、また数多くの動物が発症していると言われています。「日本は島国だから、狂犬病は発生しない」と思われがちですが、50年以上発生していなかった台湾では、2013年に野生動物の間での流行が確認されました。

日本との交流が盛んな東南アジアなどでも、人への感染例が多数報告されています。狂犬病の国内侵入を完全に防ぐことは難しい状況かもしれません。

では、どのように予防すればよいのでしょうか？　予防法に定められているように、犬にワクチン接種を徹底することです。世界保健機関（ＷＨＯ）のガイドラインによると、万が一、国内に狂犬病が侵入したとしても、７割以上の犬が狂犬病の免疫を持っていれば、ウイルスの蔓延《まんえん》を防止できると言われています。

近年、日本国内のワクチン接種率の低下により、感染拡大の危険も指摘されています。ご自身とペットを含む家族のため、社会のために毎年狂犬病予防接種をぜひ受けてもらいたいと思います。愛犬が高齢だったり、持病などで健康に不安があったりする場合は、かかりつけの動物病院で健康診断を受けた後に接種することをお勧めします。

［２０１８年３月30日付］

# 4 混合ワクチンも忘れずに！

こくたいちょう動物病院院長　上田洋平

大切な家族の一員であるペット。ペットの健康を守るため、重要な予防医療の一つにワクチンの接種が挙げられます。

犬の場合は、犬ジステンパーや犬パルボウイルスなど5～9種類の感染症を予防できる混合ワクチンがあります。狂犬病のワクチンと異なり任意接種のため、接種しないことによる法律上の問題はありませんが、予防医療の観点からは接種が有効です。

数十年前に比べると、家庭で飼育されるペットの生活環境は格段によくなり、15歳を超える長寿の犬や猫も珍しくなくなりました。動物医療の進歩もさることながら、ご家族の意識向上による予防医療の実践も背景にあります。

これに伴い、ウイルス性疾患の発生率は年々減少しており、危機意識の低下から予防の必要性を疑問視するような情報が出回ることもあります。

しかし、動物医療の現場では、ワクチンを接種していなかったために、ウイルス性疾患に感染して命を落とす動物が確実に存在します。

ワクチン接種の対象となるのは致死率の高い感染症が多く、一度発症してしまうと救命することは非常に難しいのです。そのため、ワクチンによる予防が推奨されていることを、頭に入れておいていただければと思います。

ペットとして飼育されている動物の中では、犬、猫、フェレットがワクチン接種の対象となります。ワクチンの種類や接種時期は動物によって異なりますので、かかりつけの獣医師からしっかりと説明を受けたうえで、接種させてください。

［2017年2月3日付］

# 5 ノミやマダニ予防して春を迎える

青山動物病院　吉田美緒

春になると暖かい日が増え、過ごしやすくなります。寒い冬と比べると、愛犬と一緒に外に出る機会も増えると思います。暖かさに誘われ、家の窓際で日なたぼっこをする猫の姿もよく見かけるかもしれません。

春はしかし、ペットたちに寄生してさまざまな悪影響を及ぼすノミやマダニも活動を活発化させる時期でもあるので、注意が必要です。

犬や猫がノミやマダニに寄生されると、激しいかゆみや湿疹、脱毛など皮膚のトラブルが起こります。多量の血を吸われることで貧血になることもあります。ときには別の病気を誘発し、重症化してペットの命に関わることもあるのです。

ご家族にも危害を及ぼします。ペットに寄生したノミに刺されれば、皮膚炎を伴う「ノミ刺咬《しこう》症」になってしまいます。感染した猫に引っかかれたりかま

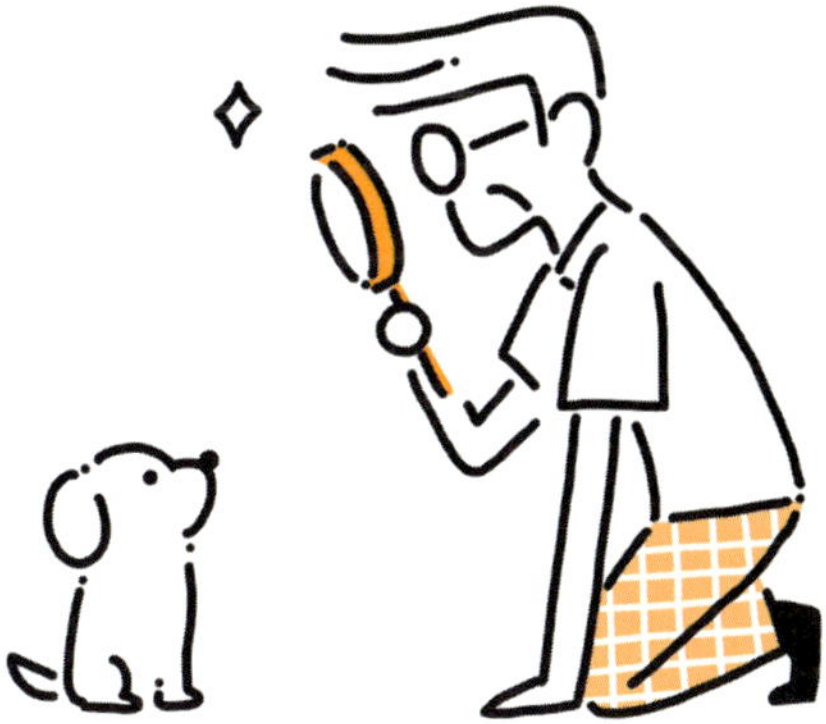

れたりすると、リンパ節が腫れて発熱や頭痛を起こす「猫ひっかき病」になる恐れがあります。２０１６年、猫にかまれた50代の女性が、マダニが媒介するウイルス感染症「重症熱性血小板減少症候群（ＳＦＴＳ）」を発症して亡くなった事例は記憶に新しいかと思います。

こうしたことからも、予防がいかに大切か理解いただけるのではないでしょうか。犬や猫を完全に室内で飼育していても、ノミやマダニは、人の衣類に付いて家庭内に持ち込まれることもあるので注意が必要です。

ノミやダニは薬品によって駆除することができます。獣医師に相談し、正しい予防の方法を知ってもらいたいと思います。

きちんと予防すれば、人もペットも安全で健康に過ごすことができ、この春の生活もますます楽しくなってくるはずです。

［２０１８年3月23日付］

# 6 ノミ・マダニ対策の落とし穴

若葉会動物病院院長　標葉　譲

近年、ペットを大切な家族の一員としている方にとって、月に1度のノミ・マダニ予防薬の使用は広く認知されてきています。私も診察をしていると、「何月から何月まで予防すればいいですか?」といった質問をよく受けるようになりました。そんなときは「一年中したほうが安心ですよ」とお答えしています。

ノミの感染ピークは梅雨の時期から夏にかけてですが、冬でも室内の温度が13度を超えていればノミは十分に活動できます。そのため、予防をしないでいいと思われがちな冬の間にノミの大量発生が起こる可能性もあるのです。ノミに感染すると、貧血・消化管内寄生虫・ノミアレルギーなどの症状が続発し、子猫などでは死に至るケースもあります。

一方、マダニの感染ピークは梅雨時と秋の2回です。マダニも一年中生息しているため、ピーク時だけの予防では不十分です。マダニに感染した場合は、ノミのケースよりもさらに深刻です。

動物では、重篤な貧血を引き起こすバベシア症・猫へモバルトネラ症の感染を媒介し、人ではライム病・日本紅斑熱・ＳＦＴＳを媒介します。

万が一、動物にマダニが寄生していても、感染症のリスクがあるので素手で触らないように注意してください。獣医さんに駆虫薬を処方してもらい、適切に使用すれば死んだマダニは自然に落下します。

つらいとき、くじけそうなときに私たちを癒やしてくれる動物たち。その命を守り、平安な日常を送らせるために、できることを無理のない範囲でしてあげてほしいと切に願います。

［２０１７年2月17日付］

# 7 フィラリア予防

だて動物病院院長　伊達成寿

フィラリア症は、犬にとって命に関わるとても危険な病気です。蚊を媒介に感染が広がる寄生虫病で、感染した犬の体内でフィラリアは成長を続け、肺動脈や心臓に寄生します。このため、散歩中に疲れやすくなったり、乾いたせきをするようになったりします。

成長したフィラリアは糸状で、長さが10～30㎝にもなります。多数の成虫が寄生すると、心臓につながる血管を塞ぎ、呼吸困難などを伴う急性症状が出て、最悪の場合、死亡するケースもあります。さらに、発症例は少ないものの、人間にうつるリスクもあります。

恐ろしい病気ではありますが、予防薬の適切な投与によりほぼ完全に防ぐことができます。蚊が飛び始める1カ月前から、蚊がいなくなった後の1カ月の期間、月に1度予防薬を投与します。飲み薬を嫌がる犬のために、滴下剤や注射タイプもあります。

診療を行っていると、昔に比べ最近は、ご家族の予防の意識が高まり、フィラリア症自体は減少傾向にあると感じています。しかし残念ながら、予防を怠ったためにフィラリア症を発症してしまう犬が年間に数十頭来院しているのも事実です。中には、治療のかいなく死んでしまうケースもあります。「しっかりと予防さえできていれば、命を落とさずに済んだのに……」と悔しい思いをすることもあります。

愛犬をフィラリアから守るため、正しい知識を持って、継続的に予防に取り組んでください。重要なことは、それぞれの犬に合った予防薬の選択と、適切な投与期間です。かかりつけの獣医師と相談してみてください。

［2017年2月24日付］

# 8 春には愛犬のフィラリア予防を

動物医療センターもりやま犬と猫の病院　浅井亮太

3月に入って少しずつ暖かくなり、桜のきれいな季節がやってきます。毎年この時期になると、犬のご家族の方からフィラリア症についての質問をよく受けます。今回は、フィラリア症の予防についてお話ししたいと思います。

フィラリア症とは、犬の体内にイヌフィラリアという寄生虫が入り、成長した虫が心臓や肺の動脈にすみついてしまうことで、犬の体をむしばんでいく恐ろしい病気です。

感染経路について説明しましょう。まず、蚊がフィラリア症に感染した犬の血液を吸います。その際、血液中の子虫（ミクロフィラリア）が蚊の体内へと取り込まれ、そこで脱皮することで、感染能力を持った幼虫へと成長します。蚊は吸血にストローのような形の器官を使いますね。幼虫はその器官に移動し、蚊が犬の血を吸うときに犬の体の中へ侵入するのです。

しかし、幼虫に侵入されたからといって、すぐ犬の体調に変化が出るわけではありません。ご家族が気付かないうちに病気が進行してしまうことも少なくないのです。気付いたときには、心臓や肺の血管が傷ついてしまっていたということもあります。

予防や検査をしていない場合、犬が乾いたせきをしていたり、運動を嫌がったりしたときには、感染を疑う必要があります。これらは比較的軽い症状ですが、重症化すると、腎臓や肝臓の働きに影響が出ることもあります。

フィラリア症は予防薬で防ぐことができます。予防薬には、首の後ろなどに滴下するスポットタイプや注射薬、内服薬（錠剤タイプ、顆粒《かりゅう》タイプ、チュアブルタイプ）などがあります。獣医師と相談してご家族の方が確実に投薬できる方法で、フィラリア症から守ってあげてください。

［２０１8年3月16日付］

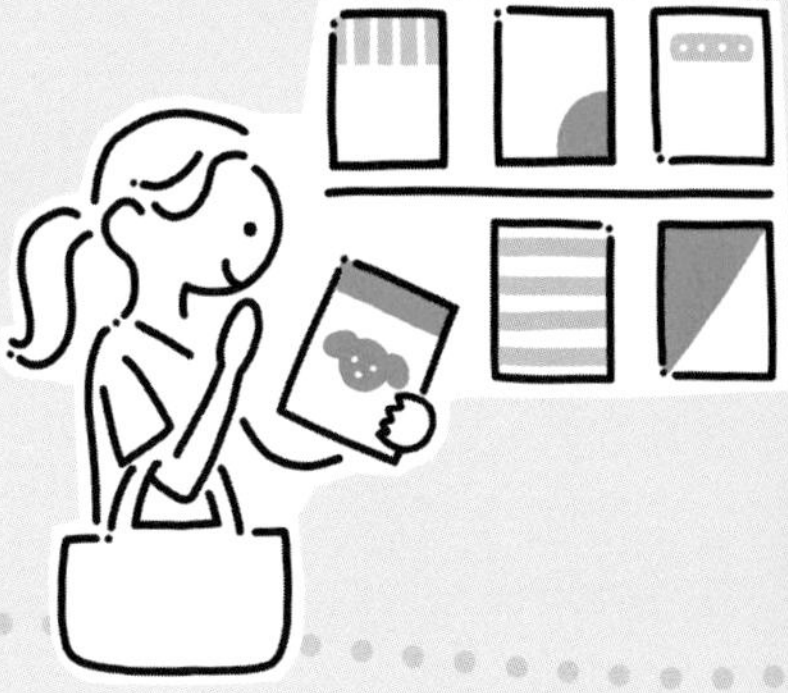

# 4章

# 大切な食事について

# 1 食生活を考える

前田動物病院院長　前田史彦

ペットは家族の一員として、毎日私たちの生活や心を豊かにしてくれています。そんなペットの健康を維持し、病気を予防することは私たち人間の役割です。人間と同様、健康の維持・病気の予防のためには何を食べるかが、とても重要です。

動物の健康のために必要な栄養素は数多くあり、それらを手作りでバランスよく与えるのはとても難しいことです。そのためにペットフードがあります。総合栄養食と言われるフードは、それだけで必要な栄養素がバランスよく満たされ、生きていくうえでそのほかのものを与える必要はありません。

選ぶ際に気を付けるのは、まずは年齢です。成長期、成犬期、シニア期によって必要な栄養素、増やしたい栄養素、控えたい栄養素がありますので、年齢にあったフードを選びましょう。

次に、体質です。肥満気味▽おなかを壊しやすい▽皮膚が弱い――などの体質に合わせて、食物繊維が多かったり、消化によいタンパク質が入っていたりといったフードを選ぶとよいでしょう。

体質に合ったフードを食べていると便の量が少なく、合わない場合は便の量が多くなる傾向があります。また同じようなフードでも若干の違いが出ます。体質に合うフードが見つからないときはかかりつけ獣医師に相談しましょう。

最後に病気です。高齢になると動物にもさまざまな病気が出てきます。多い疾患は腎臓病、心臓病、関節疾患などです。病態に合わせた食生活を送ることが、病気の進行抑制や生活の質（ＱＯＬ）の維持にとても有効です。必ず獣医師の指示のもとでフードを選び、継続するか切り替えるかについても、定期的な診察を受けたうえで、しっかり相談しましょう。

［２０１７年9月29日付］

## 2 食事の時間の大切さ

王禅寺ペットクリニック代表　川瀬英嗣
ゼファー動物病院院長　上條圭司
プリモ動物病院練馬院長／動物アレルギー医療センターセンター長　川野浩志

ペットにとって食事ほど楽しみな時間はありません。おいしそうに食べる姿は、見ているだけでうれしくなりますよね。楽しい食事の時間は、しつけの大きなチャンスでもあります。

食器を持ったご家族の手に飛びつかんばかりの子犬には、まずお座りをさせて待つことを教えてみましょう。また、「よし！」と言うまでは食べないように教えてみましょう。

ここで重要なのは、子犬が自然にお座りをするまで待つことです。食事を催促されるままに与えることは避けてください。食べ盛りの子犬には少々厳しく感じますが、根気よく毎日やっていると、食事のときに自然と自分から座って待つようになります。

ご家族の言うことを聞けば最高のご褒美（＝食事）がもらえる、ということがわかれば、「お座り」や「待て」といった基本的なしつけをするときだけではなく、ほかのしつけの際にも応用ができます。

また、食事は犬種や年齢、体質に合ったフード選びが重要です。袋に記載されている1日の必要量を、2回（幼少期には3〜4回）に分けて与えます。手作り食を与えたいという方も多いですが、カロリーや栄養バランスの計算は結構複雑で大変です。

市販のフードに慣れておくと、知人などに預けたり、動物病院に入院したりといった場合に役立ちます。フードの種類や与える量な

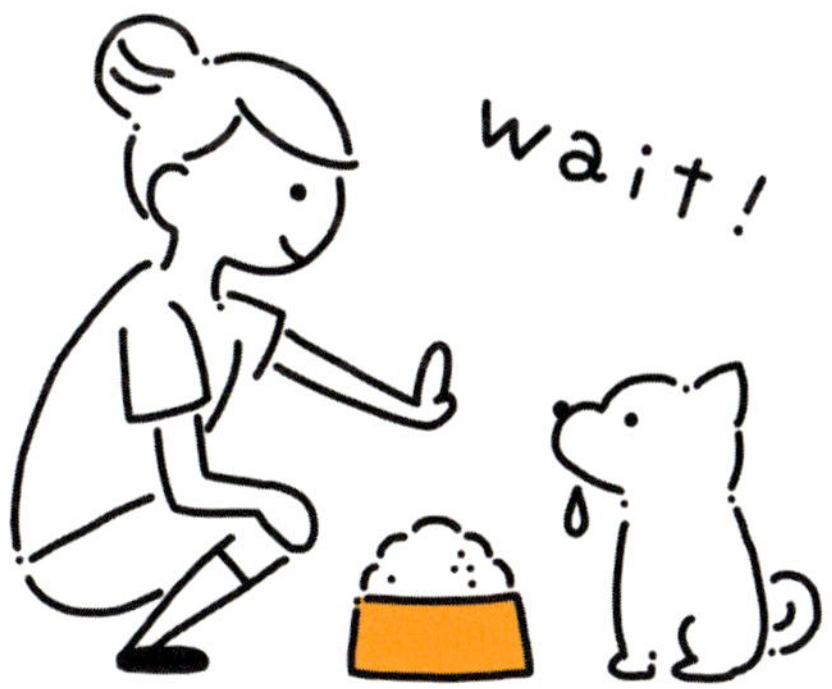

どを伝えるだけで、ペットはいつもと同じ食事を取ることができるからです。食事は健康のバロメーター。毎日の食事の量や時間、口臭などにも気を配ってください。ちょっとした変化はご家族にしかわかりません。気になることは、早めに獣医師に相談してくださいね。

［2016年10月28日付］

# 3 食事のしつけ

青山動物病院院長　青山幸利

おうちのわんちゃん、ねこちゃんたちが1日に食べているものを正確に把握できていますか？　ドッグフードやキャットフードなどは本来そのフードと水だけで、健康に生活できるように栄養素が考えられて作られています。

そのため、人の食べ物などを与えると、栄養の偏りや、肥満、病気の原因につながってしまいます。そこで、大切なペットたちを守るために食事に関する約束ごとが3つあります。それは「バランスの取れた食べ物を適切な量で与える」「食事の時間を使ってさまざまなことを教える」「人の食べ物を与えない」です。

適正量はペットの年齢、生活環境、代謝などによって大きく変わってきます。また、好みもペットによってさまざまです。適正体重や体形のことなどは、かかりつけの動物病院で聞いてみるとよいでしょう。

食事の時間は、ペットとコミュニケーションをとるのにとても適しています。一般的なしつけ方法でも、ご褒美として好みの食べ物を使うことが多いです。お皿で与えるだけではなく、その食事を使って楽しくコミュニケーションをとってみましょう。

しかし、ここで人の食べ物を与えることはやめましょう。犬や猫たちにとっては毒となり、命を落としてしまう食べ物も多くあります。人が食事をしているときのルールも、ペットの食事時間を利用して教えてあげるようにしましょう。

人もペットも食事は健康を維持するためにとても大切なものです。いつまでも健康で幸せに暮らしていけるよう、一度、食事について見直してみるのがよいかと思います。

［2017年3月3日付］

# 4 猫の食事の回数と適量は？

にしざきペットクリニック院長　**大石真寿**

私たちは朝昼晩と1日3食が基本ですよね。では、ねこちゃんたちはどうでしょう？　以前はキャットフードがなくなっていれば補充するような置き餌をしている方が比較的多くいらっしゃいました。最近では朝と晩の2回与えている方が多いかと思います。

置き餌の場合は食べている量が把握できなかったり、季節によってはフードがいたむ場合もありますので、注意してください。基本的に成猫の場合は朝晩の2回でよいかと思います。しかしライフステージや病気の有無、飼育環境によっても与え方が変わりますので、かかりつけの動物病院にご相談ください。

では、食事の適量はどのくらいでしょうか？　ねこちゃんにスリスリされると、たくさん与えたくなりますよね。しかし好きなだけ食べていれば、ねこちゃんでも肥満になってしまいます。丸くて太った猫は確かにかわいらしく見えます。しかし、肥満により糖尿病などの内分泌疾患を引き起こしたり、高齢猫では関節の負担になったり……。

やはり、適切な体重を維持することが大切です。そのためにもまずは適切な食事選びから始めましょう。

子猫には子猫用のフードが必要ですし、成猫用にも避妊去勢した猫用や肥満猫用、室内猫用などさまざまな食事が販売されています。その中から適切なものを選び、パッケージに記載されている量を参考に与えてください。

食事の種類や量などについて、動物病院で相談するほどではないと思われているご家族の方が多くいらっしゃいます。しかし、適切な食事が健康への第一歩なのです。まずは動物病院に足を運ばれてはいかがでしょうか？

［２０１７年４月28日付］

# 5 肥満は病気の引き金？

Team HOPE代表、犬山動物総合医療センター代表　**太田亟慈**

肥満の人の割合が年々増加しています。世界的にみても、その割合はここ20年で2倍になっています。人と同じように、犬や猫なども肥満傾向が目立ってきています。

あるイギリスの報告では、肥満傾向にあるペットの割合は、1986年に24％だったのに対し、2000年には50％以上にもなっていました。

ペットに肥満の傾向が見られたら、肥満が原因で発症する病気が多いことを頭に入れておいてください。肥満傾向のペットに最も多いのは関節炎で、肥満犬の約8割が発症しています。メカニズムははっきりしていないのですが、関節に過度な重みがかかり続けてしまうことや、脂肪細胞から発生するホルモンなどが軟骨を分解してしまうためだと考えられています。そのほかにも肥満は、糖尿病や心臓疾患、泌尿器疾患などのさまざまな病気を引き起こす一因になります。

ペットが肥満かどうかを判断するためには、あばら骨や腰の部分への脂肪の付き方などをチェックするＢＣＳ（ボディー・コンディション・スコア）という基準が広く使われています。

ＢＣＳで肥満と判断されるのは、あばら骨が厚い脂肪に覆われており、触ることが困難▽腰部の脂肪も厚みがあり、骨格を触ることができない▽体形を横から見ると、腹部が張り出して垂れ下がり、腰のくびれがなくなっている――といった項目を満たしている場合です。

家族同然に暮らしているペットの健康のためにも、日々の体形チェックは欠かせません。肥満にさせないような食事や生活習慣にも、気を配ってくださいね。

［２０１６年９月23日付］

# 6 ダイエットはどうしたらいいの？

Team HOPE代表、犬山動物総合医療センター代表　太田亟慈

ペットの肥満に悩んでいる人が増えています。ペットのダイエットを成功させるには、ご家族による食事管理が何よりも大切。食事の合間に「これくらいならいいだろう」とほんの少しのおやつを与えるだけで、体が小さなペットは簡単にカロリー過多になってしまうからです。

人は、「ちょっと食べすぎたな」と思えば運動をしてカロリーを消費することができますが、ペットは自分から率先して運動することをしません。ほとんどの時間は寝て過ごします。

さらに、一般的に犬は食欲が旺盛なため、食事は与えられた分だけ食べてしまいます。ご家族の知らないところで盗み食いをすることもよくあります。

また、複数の犬や猫を同時に飼育している人の場合、食事は時間を変えたり場所を変えたりして1頭ずつ与えたほうが安心です。食欲旺盛な1頭がほかの

ペットの分まで食事を食べてしまうことが多く、「肥満まっしぐら」だからです。

丸々としたペットはかわいらしく見えるため、ご家族もつい甘やかしてしまいがちです。しかし、肥満は糖尿病や泌尿器疾患などのリスクを高めます。病気になってから後悔しても、手遅れなのです。

ペットが肥満になってしまった場合は、動物病院に相談して肥満用の療法食を処方してもらうことをお勧めします。療法食は種類が多く、性別、性格を考慮して選びます。3カ月ぐらいで効果が表れることが多いようです。

まだ肥満傾向がないペットでも、健康に長生きさせるうえでは、適切な食事を与えることが重要です。定期的に動物病院を受診し、健康指導を受けてみるのもいいでしょう。

［2016年9月30日付］

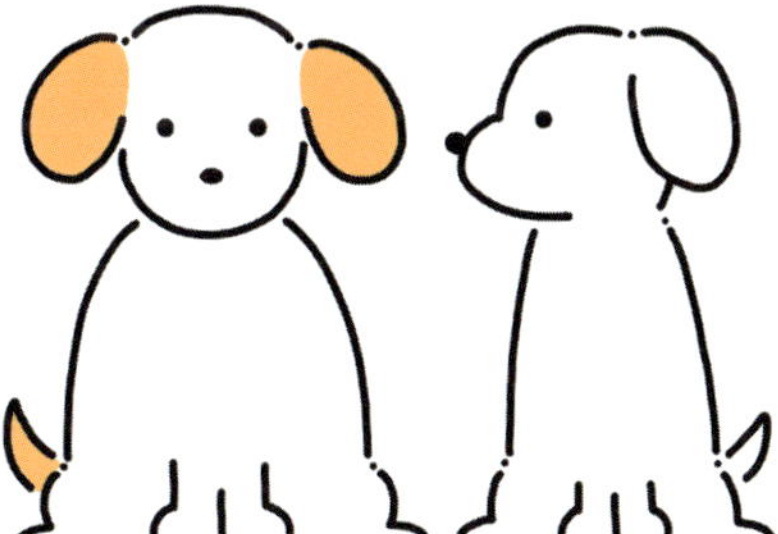

## 7 過食、誤食に注意を

Team HOPE代表、犬山動物総合医療センター代表 **太田亟慈**

新年会などで家族や友人らとの集まりが増える時期は、動物病院に来るペットも多くなります。その原因の多くは過食や誤食。楽しいときを過ごす中、ご家族が「ちょっとだけなら……」と油断して与えたおやつが、体の小さなペットにとっては大きな負担となり、体調不良を引き起こすことがあります。

また、人には害のない食べ物でも、ペットにとっては命取りになる食べ物もあります。今回は、特に注意が必要な食べ物をご紹介します。

まずはニラやタマネギなどのネギ類。血液中の赤血球を破壊する成分が含まれており、摂取すると重度の貧血を起こします。グラタンやハンバーグなどネギ類の入った料理は多いもの。くれぐれも与えないでください。

また、カカオの含まれるチョコレートやココアも危険です。カカオには、脳の血管に作用して神経障害を引き起こすテオブロミンが含まれます。カフェインも同様の作用があるため、コーヒー牛乳なども危険です。

このほかにも、ご家族が日常的に口にしているもので、ペットには適さないものは、腎不全を起こす可能性があるブドウやレーズン▽低血糖や肝臓障害につながることがあるキシリトール製品▽消化不良による下痢の恐れがある牛乳や乳製品▽食道を傷つける鶏や魚の硬い骨——などがあります。これらの食品を口にしてしまったら、すぐに動物病院を受診してください。

すべてのペットが必ず発症するとは限りませんが、決まった食事以外は与えないほうが安心です。ペットの食生活は、ご家族がきちんと管理しましょう。

［2017年1月6日付］

# 8 なぜ人の食べ物を与えてはいけないのか

アネシスペットクリニック院長　**友利聡士**

ペットのねこちゃんが食事中にテーブルに乗って「ニャー！」と鳴くと、ついつい「おすそ分け」と、与えたくなってしまいますよね。

うちの実家の猫（雄）もそのせいで、子猫のときから焼き肉や唐揚げ、しまいにはパンやケーキまで食べていました。そのおかげで（？）、おなかが出た中年のおじさん体形に。お客さんからは、「この子（猫）、妊娠しているの？」と言われていました。

猫の食事の嗜好性《しこう》は、生後3カ月までに食べていたもので決まるとも言われてます。この時期までに人の食べ物を食べ慣れていると、大人になっても人の食べ物を欲しがるようになります。

運動しない猫が糖分の多いケーキやパンを食べていると、糖分はすぐに脂肪に置き換わり肥満体形に。肥満は糖尿病や脂肪肝、関節炎の要因となります。

猫は肉食動物なので、食事中のタンパク質が少なくなると、アミノ酸の一種であるタウリンが欠乏し、心臓の筋肉や網膜に異常を起こすことがあります。また、お父さんの晩酌時に、一緒に青魚の刺し身を過剰に食べると、「黄色脂肪症」になります。さらに、タマネギと一緒に調理したお肉を与えると、タマネギ中のチオ硫酸化合物によりタマネギ中毒になります。

その後、うちの猫は人の食べ物を与えないようにし、食事療法食により15％のダイエットに成功しました。毎年の健康診断でも異常は見つからず、毎日楽しくキャットフードを追いかけて走っています。皆さんも、大切なねこちゃんのために人の食べ物は与えないようにし、毎年の健康診断で病気を早期発見、早期治療し、毎日を楽しく過ごしてください。

［2017年5月12日付］

# 9 秋の味覚、ブドウに注意

まえたに動物病院院長　前谷茂樹

秋は、暑かった夏が終わり、過ごしやすい季節です。秋と言えば、やはり「食欲」。気温が下がり過ごしやすくなることで、夏バテ気味だった体調もよくなり、ペットの食欲もわいてきます。実りの秋、というように、おいしい食べ物が出回る時期なので、人もつい食べすぎてしまいますね。

ただ、秋の味覚の中で、ペットに与えると危険なものがあります。それは「ブドウ」です。人はブドウをたくさん食べても何も害はありませんが、犬の場合には、死に至る中毒を起こすケースが報告されています。

犬の中毒としては、ネギ中毒が有名ですが、ブドウ中毒はあまり知られていません。知らずにブドウを与えているご家族もいるようです。

ブドウ中毒の症状は、食後72時間以内に吐き気や下痢があり、食欲不振、腹痛、脱水などの症状も起こります。数日後には、腎不全となって長期間の治療が必要になったり、死んでしまったりする場合もあります。

中毒の原因物質はわかっていません。生のブドウのほか、干しブドウも危険です。致死量は、生のブドウは体重1kg当たり30g以上、干しブドウは同10〜30gと言われています。

私も、ブドウを一房食べて腎不全を起こした体重10kgのシェルティーを診察したことがあります。重度の腎不全になってしまうと治療が難しく、残念ながら死んでしまいました。

いくらおねだりされても、犬にブドウは絶対に与えないでください。このことは、犬と暮らしている方に広めていただきたいと思います。

［2016年9月16日付］

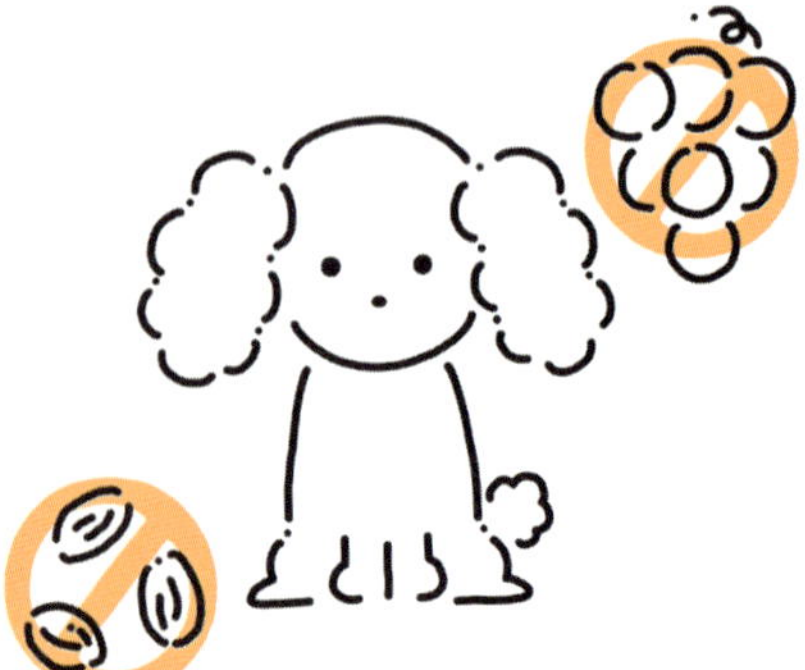

# 10 冷たいもの食べさせてもいいの？

動物医療センターもりやま犬と猫の病院院長　浅井亮太

梅雨が明けると、暑い時期がしばらく続きます。暑さで体調が崩れやすくなりますから、水分を適切に補給しましょう。

毎年この時期になると、ご家族の方に「うちの子、暑そうなので冷たいものを与えています」と言われる機会が増えます。今回は、冷たいものを食べさせてもいいのか、お話ししたいと思います。

もともと、私たち人間も含めて、犬や猫の食べ物や飲み物の温度は、「人肌程度」が最も消化・吸収しやすいと言われています。そして、消化・吸収を行っている腸が最も正常に機能する温度が、人間だと37度前後、犬や猫だと1～3度高いので、40度前後と言われています。

そのため、とても冷えた食べ物、飲み物（氷入りの冷たい水やジュースなど）を与えると腸の温度が保てず、腸機能が正常に働かなくなります。場合によっては、消化・吸収ができにくくなるため、おなかを壊してしまい、下痢、嘔吐、食欲低下などが起きてしまう可能性があります。

犬、猫を含めた動物は、もともと生きた獲物を中心に食べて体の温度調整を行ってきたことから、あまり冷たいものではなく、腸の負担が少ない40度前後の飲み物や食べ物が最適かと考えられます。

当然、動物によって個体差はありますので、冷たい物を与えていても胃腸が丈夫な子もいます。

ただし、さらに暑くなりますから、人間も犬や猫も、冷たい食べ物だけではなく、できるだけ腸と同じ40度前後の食べ物を取り入れるようにすれば、健康な生活を送れます。犬、猫の体調管理に気を付けて、暑い夏を乗り切っていきましょう。

［2017年6月30日付］

# 11 たくさん水を飲むと要注意

北光犬猫病院院長　立花　徹

人間の体重の3分の2が水分であることは、皆さんもご存じだと思います。実は、犬、猫の水分も同じ割合。例えば体重6kgだと、4kg分が水分ということになります。体にとっていかに水分が重要かが再認識できますね。

しかし、過度の飲水は病気のサインかもしれないので、注意が必要です。1日の水の必要量は、体重1kgあたり約50mℓです。これはあくまでも目安です。飲水量は尿の量やのどの渇き、ホルモンや血液の状態で変わり、また、運動量、食べ物、性格などによっても違ってきます。

普段より水の容器が空っぽになることが多くなったり、トイレシーツを交換する回数が多くなったら要注意です。実際に水を飲みすぎるようになった場合、どんな病気の可能性があるか代表的なものをご紹介します。

まずは糖尿病。元気も食欲もあるけど、頻繁に水を飲むようになり、痩せてきたら糖尿病を疑いましょう。猫は痩せさせると糖尿病が治ることがありますが、犬は一度発病すると一生涯インスリン注射が必要になります。原因の一つは肥満です。適正な体重維持のために食事管理をしっかりすることが大切です。

次に腎臓病です。年を取ると多くなる病気ですが、特に高齢猫に多く発病します。多飲多尿から始まり、痩せる、食欲不振、嘔吐などの症状があり、最終的には腎不全になります。完治する病気ではないので早期発見、早期治療（食事療法、薬）で進行を遅くすることが大切です。

そのほかにも避妊手術をしていない雌には子宮蓄膿《ちくのう》症、高齢犬では副腎皮質機能亢進《こうしん》症（クッシング症候群）でもたくさん水を飲むようになります。様子がおかしいなと思ったら動物病院で、早めの受診をお勧めします。

［2017年8月18日付］

# 5章

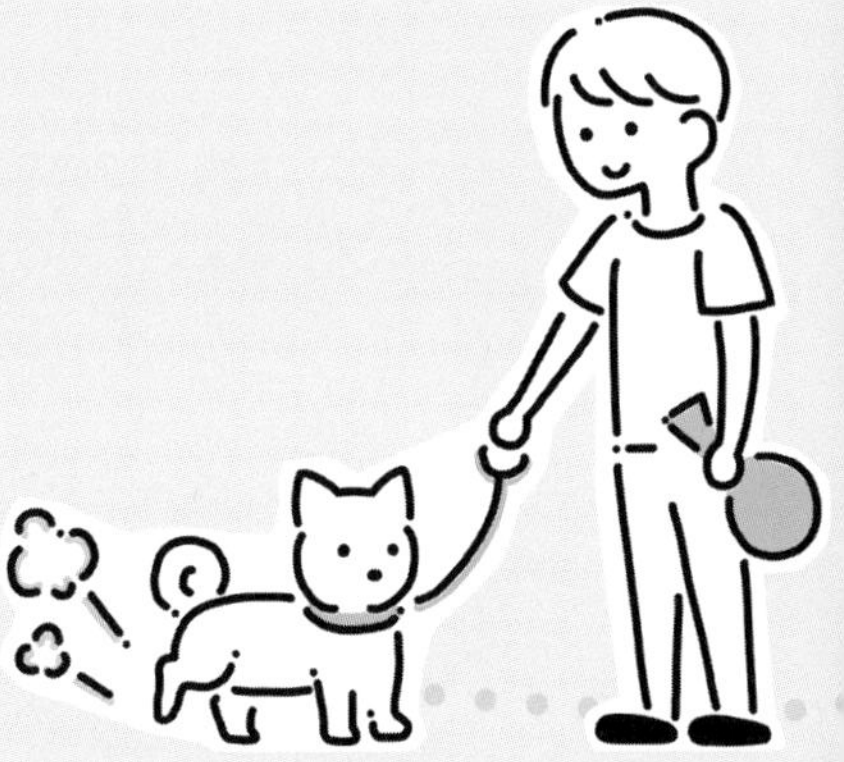

# 気になるトイレのこと

# 1 トイレトレーニングのコツ

王禅寺ペットクリニック代表　川瀬英嗣
ゼファー動物病院院長　上條圭司
プリモ動物病院練馬院長／動物アレルギー医療センターセンター長　川野浩志

新しい家族としてペットを迎えたとき、まず困るのがトイレのしつけではないでしょうか。疲れて家に帰ってみると、留守番していたペットのケージの中には排泄物が……。「こんなはずじゃなかったのに……」とため息まじりに相談を持ちかけてくるご家族が少なくありません。

トイレのしつけで重要なのは、失敗したときに決して叱ってはいけないということです。失敗を責めてしまうと、ご家族に隠れて排泄するようになってしまうからです。その場でくるくると回るなどの様子が見られたらトイレに連れて行き、排泄用のペットシーツの上で用を足すことができたら、すぐにほめてあげてください。少し大げさなくらいにほめるのがポイントです。

一方、粗相しているところを見つけたときは、ぐっと我慢です。叱らずにトイレまで連れて行き、終わったらほめる。粗相をしたことを責めるより、トイレで排泄できたことをほめるのです。繰り返すことで、トイレでの排泄はご家族が喜ぶことだと学びます。失敗した場合も、そっと片づけましょう。

また、トイレの設置場所もポイントです。子犬は、ペットシーツの場所を足の裏の感覚で覚えるため、マットやじゅうたんなど、ペットシーツと感触が似た場所はトイレと間違えやすいです。フローリングなど、堅い場所がいいでしょう。

便や尿などの排泄物は体調の変化を教えてくれるシグナルでもあります。色や固さ、回数など、日々の様子はご家族にしかわからないので、記録しておくことをお勧めします。

排泄物がいつもと違う場合、獣医師に相談してみてくださいね。

［2016年10月14日付］

# 2 猫のトイレトレーニング

青山動物病院院長 **青山幸利**

猫のトイレトレーニングは、犬より比較的簡単と言われています。排泄の兆候が見られたときにトイレへ連れて行き、その場所で排泄ができれば、その1回で覚えてくれることがほとんどだからです。

しかし、排泄場所を気に入らなかった場合、なかなかトイレを覚えてくれないことがあります。そこで、猫用トイレを準備するにあたってのポイントをお伝えします。

まずはトイレの砂についてです。猫の好みが分かれるところですが、基本的には粒が細かく、臭いがないものを好むようです。

次にトイレの広さ。猫は広めのトイレを好むことが多いです。狭いトイレでは十分に排泄できないため、最低でも猫の体長分の大きさは確保しましょう。

トイレの形状も重要です。ポイントとしては、屋根付きと屋根なしのどちら

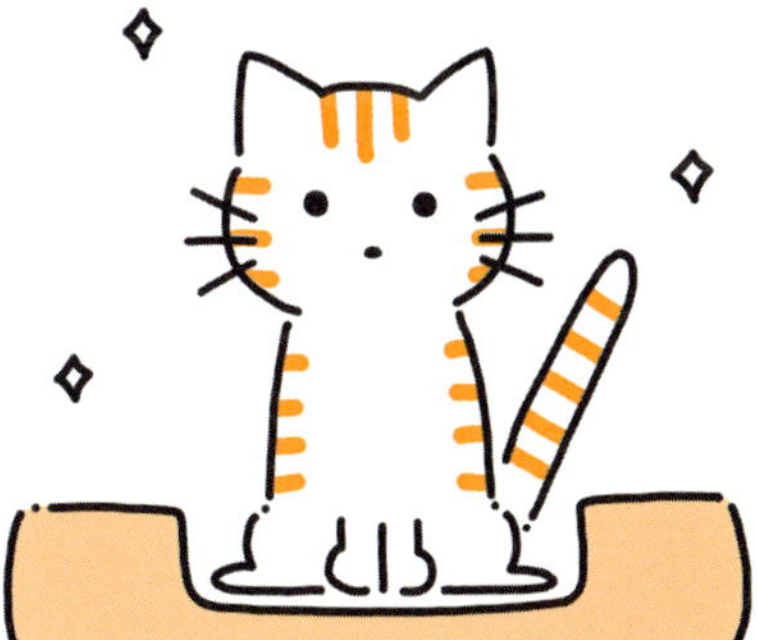

を選ぶかです。猫は臭いがこもるのを嫌がるため、屋根なしのタイプが好まれるようです。しかし、屋根があるほうが落ち着くという猫もいますので、うまくいかない場合は別のタイプを試してもいいでしょう。

見逃しがちなのが、トイレの個数。基本は、飼育している猫の数＋１個がよいと思います。猫はきれい好きなので、常に清潔なトイレを好みます。

猫たちは、一度トイレの場所を覚えると失敗することはほとんどありません。もし、飼育している猫がトイレに失敗するようになったなどの変化があれば、それは病気のサインかもしれません。早めに、動物病院を受診することをお勧めします。

［２０１６年12月2日付］

# 3 雨が続いて散歩に行けないとき

どうぶつ医療センターみずの動物クリニック院長　水野範仁

うっとうしい梅雨の時期、かわいいペットとの散歩は楽しいひとときですが、外は雨。さて、こんなとき皆さんはどうされていますか？

散歩はペットの運動やトイレだけでなく、ストレス発散にもなるので、本来なら行ってあげたいところです。

でも、小雨のときならまだしも、大雨のときはご家族も大変で、わんちゃんも雨を見ただけで尻込みしてしまう子もきっといるでしょう。

散歩に行けないときは、いつもより長く遊んであげたり、ご褒美のおやつを少し多めにあげたりすると、少しは気分転換やストレス発散になります。また、決まった時間に散歩に行きたがる子は、決まった時間に行けないとストレスになってしまいます。普段からバラバラの時間に散歩し、慣らしておきましょう。

トイレは小型犬なら傘をさし、抱っこして済ませてくることはできても、中型犬や大型犬は、レインコートのようなものを着せていても足やおなか周りはずぶぬれに。これは、さすがにわんちゃんたちも嫌がる子が多いでしょう。

トイレは我慢すると病気に直結することもあるので、家の中でもできるよう、しつけることが必要です。部屋にトイレシーツを敷いて連れて行き、「ワンツーワンツー」「トイレトイレ」などと声掛けをし、上手にできたらほめてあげてください。わんちゃんもご家族も少し根気がいりますが頑張ってみましょう。

家の中でトイレができるようになれば、高齢犬になって介護するときや、災害での避難所生活など、トイレのために外に行くことが難しいときに役立ちます。かわいいペットと楽しく快適に過ごせるように、日頃からよい習慣として身につけておきましょう。

［2017年6月16日付］

# 4 トイレの状態をチェック

かみがいち動物病院院長　上垣内俊輔

便や尿を毎日のことと思って簡単に片付けてはいませんか？　実はこの便や尿で病気を早期発見できるかもしれません。今回は愛犬愛猫の排泄物からわかることについてお話しします。

まずは便のお話です。日常の中でご家族がよく経験されるのは、腸の働きが異常な状態になったときに起こる下痢でしょう。食事や水を数時間控えることで止まるような単純な下痢であれば問題ありませんが、色が黒くなったり赤くなったり、何日も続いたりするようであれば、腸の病気の可能性があります。

次に、尿のお話です。ご家族の皆さんは普段から尿の色、回数、量をしっかり見てください。排尿をペットシーツや砂の上でする習慣があれば、色や量を見るのは、それほど難しくありません。尿の色が赤いと血尿であったり、褐色であれば肝臓の病気を疑うビリルビン尿であったりします。ビリルビンとは、赤血球中のヘモグロビンが肝臓や脾臓などで壊されたときにできる胆汁色素のことです。

尿の量や回数が増えてくることも問題です。尿の量が増えると腎臓や内分泌、性腺の病気も考えられます。回数が増える頻尿であれば、膀胱《ぼうこう》炎や膀胱結石などの可能性があります。

ご家族の皆さんはこれらの異常を少しでも感じたら、かかりつけの動物病院に早めに相談してみてください。異常を感じたときの排泄物を持参していただければ、診断の手掛かりになるでしょう。

私たちと同じ言葉を話すことはできないけれど、何らかの形で、ペットたちも自分の健康状態を伝えています。

そうした気持ちを忘れずに病気を早期発見することで、大切な家族とより健やかで幸せな日々を送ることができるでしょう。

［2017年9月8日付］

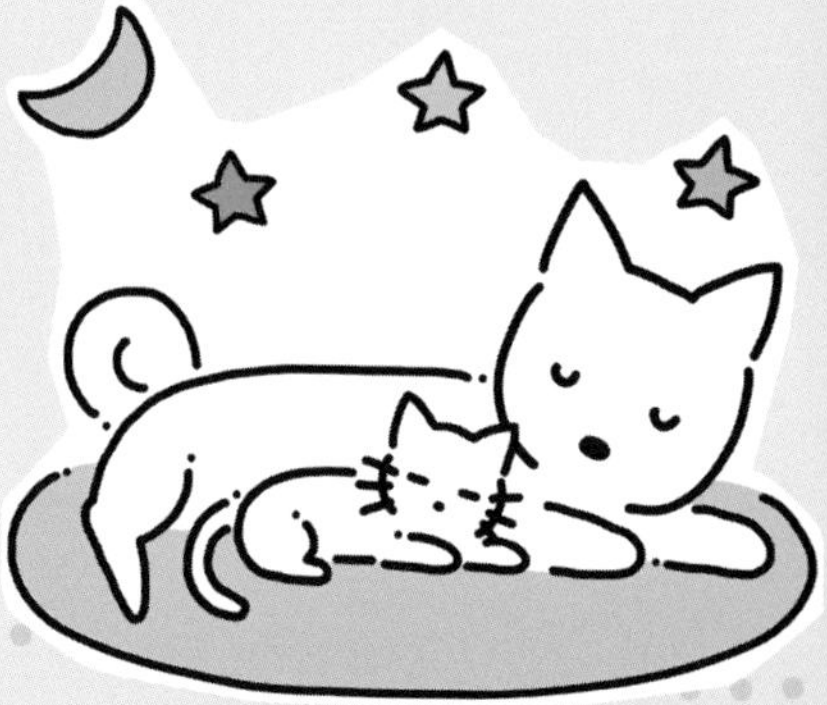

# 6章

# よく眠れている?

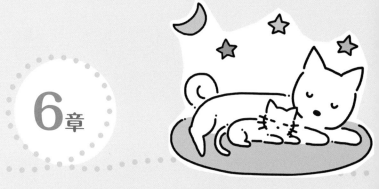

## 1 快適な睡眠がとれる環境を

エルザ動物医療センターセンター長　長谷隆司

近年、家族や友人たちと同じように、犬や猫を大切に扱うご家族が増えています。その一方で、共働きや1人暮らしのため、日中はずっとペット1頭でお留守番というケースも少なくないように思います。

そうした犬の中には日中のほとんどを睡眠にあてててしまい、子犬のときのしつけや社会化という重要なタイミングを逃してしまうケースもあります。

また、高齢の犬のご家族の方からは、夜鳴きに拍車がかかっていると相談を受けることも多いです。

その際には、留守番中に少しでも暇をつぶせるようなおもちゃの紹介や、しつけ面でのトレーニング方法、高齢犬の日中の自宅内での居場所について、アドバイスなどをお伝えしています。

逆に、かゆさなどが原因で犬の不眠についての相談も少なくありません。犬だけではなく、搔《か》く音や振動で家族も眠れなくなってしまうケースも多いのです。この場合には飲み薬で症状の軽減、治療ができます。

しかし中には、本来は外用薬治療としてシャンプーが必要な状態だと説明しても、ご家族から「仕事の都合で不可能だ」と言われてしまうこともあります。現代社会で生活スタイルを変えることは難しいかもしれませんが、家族の一員である犬や猫たちとのコミュニケーションの時間もしっかり取ってほしいと思います。

フードや獣医療、予防薬などが進化したおかげで、昔と比べ犬や猫の寿命が延び、ペットたちと一緒に過ごせる時間が増えました。増えた分、ご家族も楽しく過ごしてほしいと思います。そのためにも、犬や猫が快適に睡眠がとれる環境を整えてくださいね。

［2018年2月23日付］

## 2 眠りすぎるときは要注意

エルザ動物医療センターセンター長　長谷隆司

皆さんが一緒に暮らしているわんちゃんたちは、1日どのくらい眠っているでしょうか？　一般的に成犬の1日当たりの平均睡眠時間は、10〜12時間。子犬や高齢犬については、さらに長い時間を睡眠に費やしています。いつもより眠りすぎていると感じるときは注意が必要です。

高齢犬の場合は人間と同じように、耳が遠くなったり、目が見えにくくなったりして物事に対する反応が鈍くなっています。また、関節の痛みや筋力の衰えで動くこともおっくうになりがちです。睡眠時間が長くなることは自然ですが、餌の食べ方、立ち方や歩き方、ご家族への反応などを観察し、ひどい疲れや痛みを感じていないか、認知症のような症状が隠れていないかを見極めることが大切です。不安を感じたときは動物病院に相談しましょう。

一方、若い犬がいつも以上に眠りすぎているようなら、体の不調を我慢し、じっと動かずに眠って治そうとしているのかもしれません。足腰の神経の異常や意識障害などにより、動こうと思っても動けない場合もあるでしょう。無理に起こしたりすると、嫌がって怒る、悲鳴をあげるなどいつもと明らかに違う様子のときには、動物病院で診察、治療が必要です。

体調不良とは別に、ご家族の生活リズムの変化などを敏感に感じ取り「ふて寝」をしているように見えることもあります。精神的要因と体調不良との見極めは難しいですが、愛犬の様子が「いつもと違う」と気付いてあげることが大切なのだと思います。

とはいえ、やはり睡眠は大切です。皆さんの大切な家族であるわんちゃんたちがよい睡眠をとれるよう、年齢や持病に合わせた環境作りを心がけてあげましょう。

［2018年3月2日付］

## 3 原因不明のいびきは病気のサイン？

兵庫ペット医療センター東灘病院　**谷口哲也**

今回は、ペットたちの睡眠時のいびきについてお伝えします。いびきは呼吸困難のサインです。少し大げさな言い方かもしれませんが、家族の一員でもある犬や猫たちがいびきによって、呼吸が苦しいことを訴えているのかもしれません。

そもそも、いびきとはさまざまな原因で鼻から喉までの気道が狭くなり、呼吸するときに気道がこすれて振動することで生じる音です。つまり、気道が狭くなり、呼吸がしにくくなっていることを伝えるサインでもあるのです。

動物は鼻呼吸ができなくなると当然、口呼吸をすることになります。しかしご家族が、そのことに気付かないこともよくあるのです。

では、いびきをかく犬や猫たちがどのような病気の可能性があるのでしょうか。犬では、感染症や外傷、歯牙疾患、異物の吸入、腫瘍が考えられます。猫

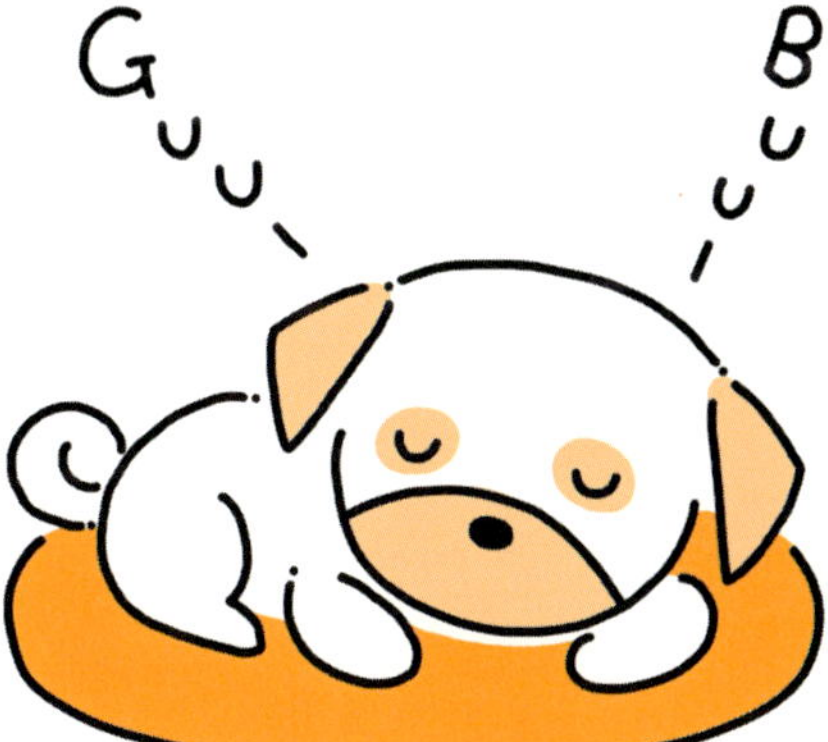
GUU
BUU

では、ウイルス性鼻炎や腫瘍、感染症、ポリープがいびきの原因に関連することが多いです。

しかし、病気だけではなく、パグやブルドッグなどの短頭犬種や、スコティッシュフォールドやペルシャのような短頭猫種は生まれもってグーグー、ブーブーといびきをかきます。

また、人と同じように肥満によって気道が圧迫され、いびきをかくペットたちもいます。すべてが病気というわけではなく、特定の種類や体格によっても起こりうる症状であることも知っておく必要があります。

いびきは、言葉を発することのできない動物たちからのサインかもしれません。たかがいびきと考えるのではなく、その原因がわからないときには放置せずに、獣医師に相談してみてほしいと思います。

［2018年3月9日付］

# 4 猫の眠りを考える

兵庫ペット医療センター東灘病院　宮保憲幸

読者の皆さんは「猫」の語源について、ご存じでしょうか。諸説あるようですが、「寝る子」と書いて「ネコ」と呼ぶことに由来するというくらい、昔から猫はよく睡眠をとることで知られています。今回は、この猫の睡眠についてお話ししたいと思います。

猫の睡眠時間は一般的に1日の3分の2程度と言われています。子猫の場合はさらに多く、22時間ほどとなることもあります。この睡眠時間の長さには猫の狩猟本能が大きく影響しています。昼間のうちにたっぷりと睡眠をとり、狩猟のためのエネルギーを蓄えているというわけです。

次に、その睡眠の種類についてですが、実は猫の睡眠も、人間と同じように「レム睡眠」と「ノンレム睡眠」と呼ばれるものに分類されます。前者は眼球活動が活発となる浅い眠り。後者は最も深い眠りとなります。猫たちは、このノンレム睡眠時に自身の細胞を修復し再生しているのです。

一方、レム睡眠の間は眼球だけでなく、手足やひげがよく動いているのを観察できるでしょう。もし、誰かが近付いてきたり、物音がしたりしたら、すぐに目を開け、周りの状況を確認してから再び眠りに戻るはずです。猫はこのレム睡眠が人間の約3倍もあるとされています。この間、猫は浅い眠りをとることで、周りの環境の変化に敏感に対応できるのでしょう。

こうした理由から、猫の心地よい睡眠のために、電灯の光の当たり具合の調節や、テレビの音量を小さくするなど配慮してあげることが、猫と共に暮らす私たちの大切な役割の一つとも言えるのではないでしょうか。

［2018年2月16日付］

# 7章

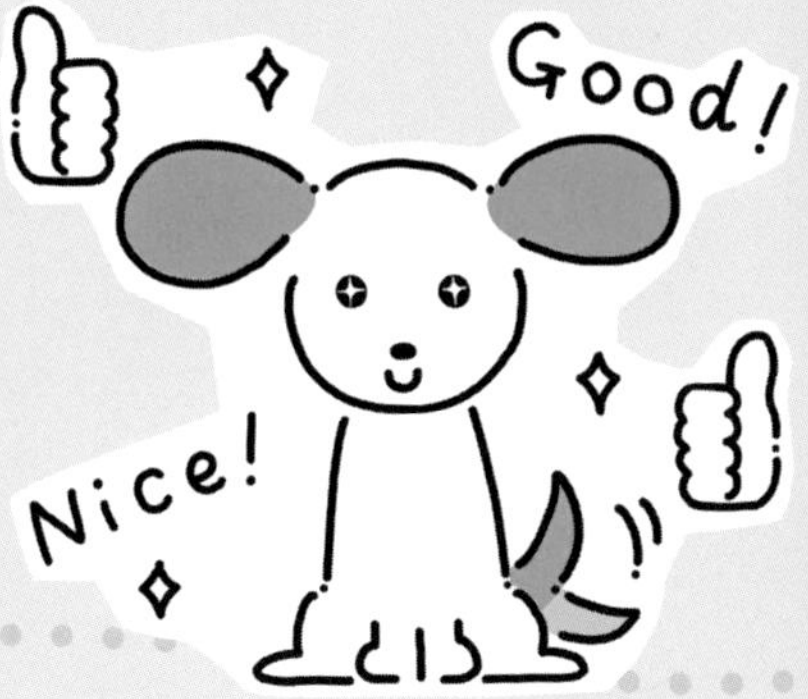

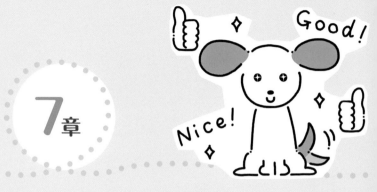

# しつけとコミュニケーション

# 1 しつけはコミュニケーション

王禅寺ペットクリニック代表 川瀬英嗣
ゼファー動物病院院長 上條圭司
プリモ動物病院練馬院長／動物アレルギー医療センターセンター長 川野浩志

犬のしつけを厳しくすることに、「怖い」というイメージを持たれる方もいるかもしれません。

しかし、犬が人間と一緒に暮らすためには、「かみぐせ」や「無駄ぼえ」をやめさせたり、トイレの方法を覚えさせたり、ルールを守らせなければいけません。

しつけについてご家族の関心が高いことは、動物病院でしつけの相談を受けることが多いことからもうかがえます。大切なのは、「しつけは無理やり人間の言うことを聞かせることではない」ということ。しつけは、家族とペットのコミュニケーションだと考えてください。相手は言葉が通じません。うまくできたらほめることを繰り返し、絆を強めていきましょう。

しつけはいつから始めたらいいのでしょうか？　か弱い赤ちゃんの姿を見ていると、「もう少し大きくなってから」と考えてしまいがちですが、「三つ子の魂百まで」というようにスタートは早いほど効果的です。遅くとも、生後6カ月までには始め、続けていくことが大切です。

最初のうちは一生懸命にほめてあげていても、できるようになった途端にほめなくなるようでは、コミュニケーションは成立しません。常に、「できる＝ほめてもらえる＝楽しい」という循環があることを忘れずにいてください。

しつけには、健康管理上の利点もあります。ペットの行動をよく見ることで、体調不良など、ちょっとした異変にもすぐ気付けるからです。ＴｅａｍＨＯＰＥでは、「体重に変化がある」「脱毛がある」など体調や見た目の変化を項目ごとに簡単に確認できるように、「ウェルネスチェックシート」を公表しています。しつけを病気予防にもつなげてください。

［２０１６年10月7日付］

## 2 ストレスを少なくするしつけ

アネシスペットクリニック院長　**友利聡士**

動物病院では、いろいろな性格の犬たちと接します。玄関に入るときから勇ましい様子のわんちゃんや、臆することなく自ら診察室に入ってくるわんちゃんは、見ていて安心です。一方、診察室から一目散に逃げ出したり、ほかの犬にほえたりする、落ち着かないわんちゃんもいます。

おびえたり、ほえたりするときは大きなストレスを抱えています。外が怖い、知らない人間や犬が怖い、動物病院は痛いことをされる……など、恐怖心がストレスの原因です。ストレス後の症状として、嘔吐や下痢のほか、隅に隠れたり、攻撃的になったりします。

では、動物病院に行くときなどにストレスを感じさせないためには、どうしたらよいでしょうか？　生後3カ月までの社会化の時期に、きょうだい犬とのコミュニケーションをとらせることが大事です。この頃は新しいものに対する警戒心をあまり抱きません。ワクチン接種のために来院する犬たちを見ていると、ワクチンプログラムが終了した後の生後4、5カ月から、いろいろなものに対する警戒心や恐怖心を持ちはじめてくるようです。

ですから、生後3カ月までの時期にいろいろな人や犬に慣れさせることが大切です。例えば、初めて会った人からおやつをもらったり、ドッグランや散歩中にほかの犬と遊んだり、といった楽しい経験です。また、動物病院に入ったときや診療後に、大好きなおやつなどのご褒美を与えることで、「動物病院に行くとうれしいことがある！」と思わせるように訓練するといいでしょう。

人やほかの犬、動物病院などで警戒心や恐怖心を抱かないわんちゃんは、ストレスが小さく、精神的にも安定します。ぜひ取り組んでみてください。

［2018年1月12日付］

3

# さまざまな刺激に慣れさせる

王禅寺ペットクリニック代表 川瀬英嗣
ゼファー動物病院院長 上條圭司
プリモ動物病院練馬院長／動物アレルギー医療センターセンター長 川野浩志

人と一緒に暮らすペットは、人の声やテレビの音など、多くの刺激に囲まれることになります。初めて散歩に出たとき、一歩も動けずにブルブル震えている子犬も多いと思いますが、それも当然。外の世界を知らなかった子犬からすると、見知らぬ巨人の世界に来たようなものなのですから。

ペットが人の暮らす環境に慣れるには時間がかかります。日常のさまざまな刺激が、ペットにとって害のないものだと理解できるまで、根気よく付き合いましょう。

例えば、散歩中に動けなくなったら、動くまで一緒にいたり、人の声やテレビの音を聞かせながら遊んだりしてください。ペットが「刺激は悪いもの」という先入観を持たないようにするためです。

玄関のチャイムが鳴るたびに「ワンワン！」と飛び出していく犬も多いと思います。元気なのはいいことですが、縄張り意識が強すぎて、家全体が自分のものと勘違いしていることがあります。そうした場合は対応が必要です。

子犬のうちは、ご家族が相手をできるときにだけケージから出し、部屋に放しっぱなしにするのはやめましょう。自分の縄張りをきちんと教えることで、人の家の中で共存していることを理解させるためです。また、ケージ

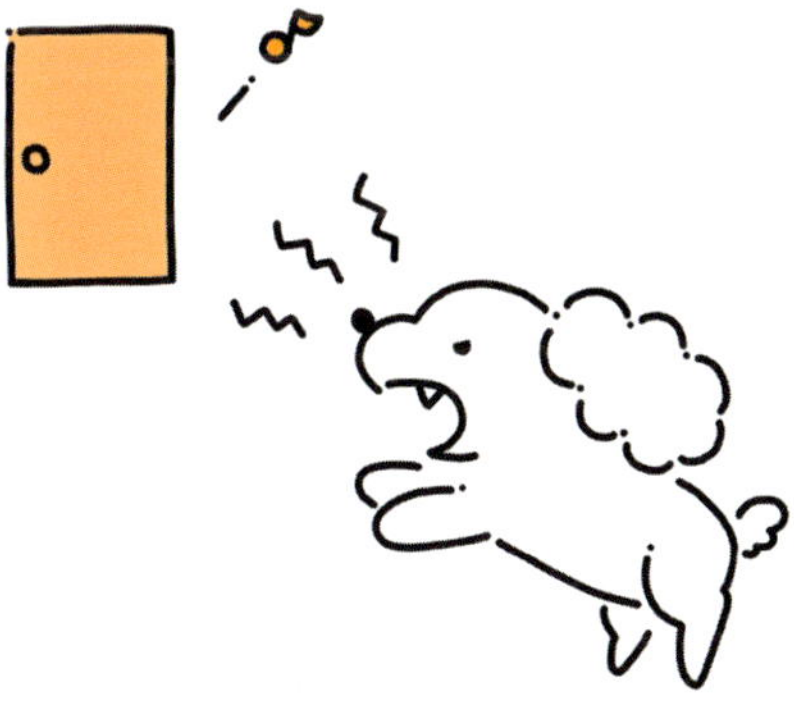

の中で「待つ」という習慣ができていると、災害時の避難先でも安心という利点もあります。

また、普段あまり行く機会のない動物病院は、ペットにとって怖い存在かもしれません。入った途端に震えが止まらなくなったり、前脚を踏ん張って動かなくなったりするペットも多いです。いざというときに困ることも考えられますので、散歩の途中などで気軽に立ち寄ってもらえれば、うれしいと思っています。

［２０１６年10月21日付］

## 4 犬の甘がみやめさせるには

にしざきペットクリニック院長 大石真寿

愛犬のかみ癖に悩んでいるご家族は多いのではないでしょうか? かわいい子犬であっても、かみ癖をやめさせておかないと、いつか人をかんでけがをさせてしまうかもしれません。

犬はもともと、子犬の時期にきょうだいでじゃれあいながら、強くかまれたときには悲鳴をあげ、相手に強くかみすぎだと知らせてかむ力の加減を学んでいきます。しかし、かみ加減を学ぶ前にきょうだい犬と離れてしまうと、じゃれあう相手がご家族となり、問題行動に発展する場合があるのです。

では、どのように対処していけばよいのでしょう? 最初のステップとして、遊びの最中にかんだ場合(厳密に言えば歯が当たった場合)は、大声で「痛い!」と叫んで遊びを中断します。最初はどうして遊んでくれなくなるのかわからないはずですが、繰り返すことで学習し、かむ回数も減っていきます。

また、犬には本来、かみたい欲求がありますから、かむためのおもちゃの活用も重要です。しつけの基本はご褒美と罰です。ご家族との遊びやおもちゃはご褒美で、遊びの中断が罰となります。

体罰が必要という意見もありますが、犬は自分を守るために、より攻撃的になり本格的なかむ行動につながってしまったり、別の問題行動を起こしたりすることもありますのでお勧めできません。

犬のしつけは個体差がありますので、犬の性格も考えながら決めていく必要があります。なかなか成果の出ないこともありますので根気強く続けてもらえればと思います。

どうしても成果が出ないときは、しつけの専門家であるドッグトレーナーに相談するなどして気長に、そして楽しく犬と向き合っていきましょう。

［２０１８年１月26日付］

# 5 犬が言うことを聞かない

おもろ動物クリニック院長　金城秀敏

「この子、まったく言うことを聞かないんです！」。先日、ジャックラッセルテリアのご家族の方が困った様子で相談してきました。この犬種に限ったことではありませんが、飼い主の言うことを聞かない犬はまず落ち着きがありません。それは、飼い主に注目していないということです。

ですから、まずは落ち着かせてアイコンタクトすることが大切です。その際、おやつを使うと効果的です。最初に「待て」と言いながら、おやつに注目させます。次に、おやつを犬の頭の上方へ移動させると、犬のお尻が下がりますね。そのタイミングで「お座り」と言います。上手にできたら、ほめながらおやつを与えてください。

これを繰り返すことで、「待て」と「お座り」を身につけさせられます。すると、飼い主と犬の「主従関係」ができてきます。犬が飼い主の言葉に注目するようになり、訓練もしやすくなるのです。

主従関係を普段の生活で築いていくには、食事や散歩の際に教えるといいでしょう。

犬の社会では、上位の者から食事をします。愛犬がかわいいからと、飼い主よりも先に食事を与えてしまうと、飼い主を召し使いだと勘違いさせてしまうのです。ですから、皆さんが食事をした後に与えてください。その際、「お座り」「待て」「よし」とはっきりと命令した後に与えましょう。

散歩の方法も大事です。犬たちはリーダーが先頭に立つと思っています。リードを短く持って、自分の先頭を歩かせず、横に並んで散歩しましょう。飼い主が頼りないと、犬は自分が優位に立とうとしてわがままになり、扱いにくくなります。飼い主は犬にとって頼もしいリーダーとなり、愛犬との楽しい毎日を過ごしてほしいと思います。

［2018年2月9日付］

# 6 上手にほめるポイントは

赤瓦動物病院院長　新里　健

寒さがひとしお身にしみるこの頃、犬や猫などのペットと室内で一緒に過ごす時間が増えているのではないでしょうか。寒さで外に出る機会が少なくなるこの時期には、ペットの問題行動に頭を痛めているご家族も多いかと思います。

問題行動の対処方法として「ほめる」と「叱る」の2通りの方法がありますが、叱ってしつけるご家族がおそらく多いのではないでしょうか？　人も、動物も、ほめることは、意外と難しいものです。今回は動物をほめてしつけるコツをご紹介したいと思います。動物は叱ると問題行動がエスカレートするケースが多くあるので、たくさんほめて問題行動を改善していきましょう。ポイントは、①積極的にほめどころを探すこと②メリハリをつけてほめるタイミングを見極めること③ご褒美ランキングを作ること――の3つです。

まず①ですが、知らない人が自宅を訪ねてきても静かにしていたり、チャイムや雷など大きな音が鳴ってもほえなかったりしたときは、すぐにほめてあげましょう。きれいに用を足したときなど何げない行動にも絶えず目をむけてほめていくことで、将来起こりうるであろう問題行動を予防することにつながります。

そのときには②を思い出してください。ご家族が声のトーンや表情などに普段と異なるメリハリをつけることがポイントです。ペットがほめられたと、しっかり認識できることが重要となります。

そして③です。おやつというアイテムが役立ちます。与えるおやつにランキングをつけていき、ペットが頑張って我慢したときには、一番お気に入りのおやつを与えるなどして、飽きさせないことが大事です。ただし、与えすぎにはご注意ください。

［2018年2月2日付］

# 7 猫も社会化

青山動物病院院長　青山幸利

「社会化」という言葉をご存じですか？　犬のしつけに関するテーマではよく耳にする言葉ですが、猫についても近年、社会化が重要視されつつあります。

社会化とは、動物が生涯で経験することに、小さいうちから慣れさせておくことです。例としては、爪切りや歯磨きなどの生活習慣、いろいろな人との触れ合い、物音や臭い、感触などが挙げられます。

こうしたことに子猫のうちから慣れさせておくと、成長しても精神的な余裕を持った生活を送ることができます。逆に大人になってからやろうと思ってもなかなか難しいものです。人間と同じですね。

社会化を進め、いろいろなことに慣れさせるには、猫が「楽しい、うれしい」と思えるように、ご家族の方が導くことが重要です。決して無理強いはせず、ゆっくりと行いましょう。

例えば、歯磨きの習慣を付けたいという場合にはまず、「歯ブラシが気持ちのいいもの」と思ってもらうようにします。歯ブラシの感触は、猫同士が毛づくろいをするときの舌の感触に似ています。そのため、子猫のうちから歯ブラシで顔の周りなどをなでるようにするといいと思います。

猫の社会化を進めるのに適した期間は、生後3カ月頃までととても短いのが特徴です。この期間でどれだけ進められるかによって、将来の猫との生活が大きく変わってくるのです。

動物病院に小さい頃から慣れさせておくことも、社会化の一つとしてとても大切です。健康管理を兼ねて、動物病院を受診してみるのもいいかもしれませんね。

［2017年1月13日付］

# 8 猫を動物病院に連れて行くには

日本動物医療センター　本間梨絵

大切な家族の一員である猫が動物病院で恐怖におびえて固まったり、お漏らしをしたり、奇声を発したり……。そんな経験で動物病院から足が遠のいてしまうのは、自然なことだと思います。

しかし、動物には、大好きな家族から見放されてしまわないよう、体の不調を隠してしまう習性もあります。気付いたときには手遅れにならないよう、定期的な健康チェックが重要です。

動物病院側も恐怖心を起こさせないよう音や臭い、視覚に配慮し、短時間で診察できるように工夫していますが、第一関門は猫をいかに穏やかに動物病院へ誘導するかです。来院に伴うストレスを解消できるポイントをお伝えしましょう。

猫の祖先は縄張り意識が強く、非常に狭い範囲で単独で生活していたため、縄張りの外では臨戦態勢を取る習性が残っています。

そうならないよう、移動には、慣れた臭いが付いたキャリーバッグを使うのがお勧めです。家にキャリー（上半分が簡単に取り外せるものが理想）を常に置き、自由に出入りできるようにしておきます。猫が自らのペースで入ったときにそっと扉を閉めます。猫がいつも使っているブランケットを中に入れておくといいでしょう。

猫は慣れたものに触れられている面積が広いほど安心します。暑い日は注意が必要ですが、タオルなどをなるべく隙間ができないよう入れてあげたり、顔を隠してあげたりすることも効果的です。

視覚的な恐怖を和らげるためキャリーにはカバーをかけ、使用する30分前に、猫を安心させる合成猫フェイシャルフェロモン製剤をキャリーにスプレーしておいてもいいかもしれません。

移動の際はなるべくいつもの優しい声で話しかけ、車の場合はしっかりとシートに水平に固定し、穏やかな運転を心がけましょう。

［2018年1月19日付］

# 9 耳でわかるペットの気持ち

関内どうぶつクリニック　小澤真希子、同クリニック顧問　牛草貴博

動物の耳はとてもよく動きます。音の方向に耳を向けることでよく聞き取るという役割がありますが、相手に気持ちを伝える働きもあります。耳を観察すると、ペットの気持ちが見えてきます。

犬の耳は頭に対して外向きで、猫の耳はやや前方に向いています。耳が自然な方向を向いているときはリラックスしているサイン。耳をピンと立てて前に向けているときは集中したり、緊張したりしています。例えば、知らない人が近付いてきたときに耳を立てていたら、緊張のしるしです。

けんかの場面で耳がピンと立っているのは、攻撃的な気持ちと自信のサインです。犬は耳を前に向けてピンと立て、猫は外側に向け高く立てます。犬も猫も高く立っているほうが強気で優勢な証拠。

一方、耳が下がっている場合は、怖くて弱気になっています。恐怖心が増す

につれて耳は低くなり、最後は頭に貼り付いたようになります。けんか以外でも怖いとき、弱気になっているとき、嫌なものから逃れたいという気持ちになっているときなどは耳が下がります。

犬は服従や甘えのポーズとしても耳を下げるしぐさをします。しっぽを振る、おなかを見せる、相手の顔をペロペロとなめようとする、などの服従のしぐさも同時にすることが多いものです。

耳を振る、耳を片方だけ下げるなどは、外耳炎や中耳炎などの耳の病気のこともあり、注意が必要です。このようなしぐさが見られたときは動物病院を受診しましょう。

「目は口ほどにものを言う」と言いますが、犬や猫では耳が気持ちを代弁していると言えるかもしれませんね。

［2017年5月26日付］

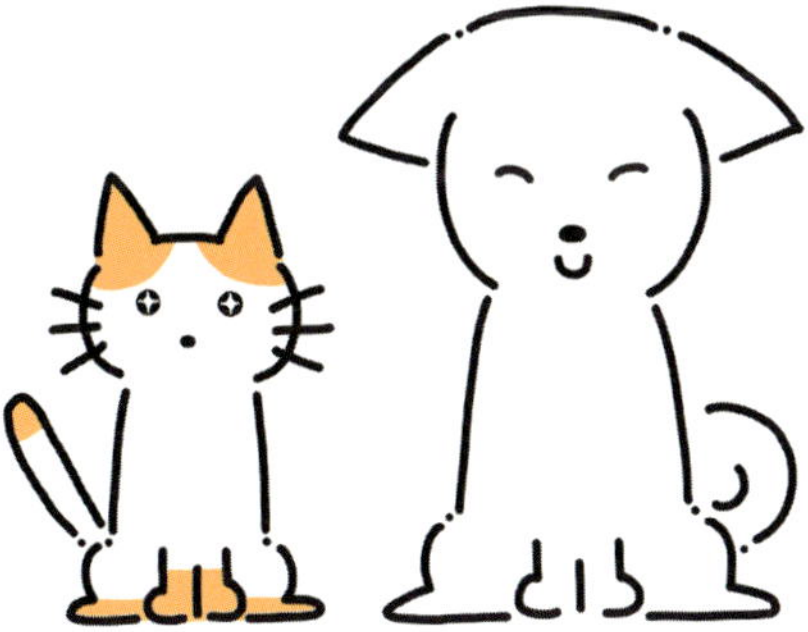

# 10 しっぽでわかる犬の気持ち

関内どうぶつクリニック　小澤真希子、同クリニック顧問　牛草貴博

ペットは言葉を話せませんが、代わりにしぐさでさまざまな気持ちを表しています。しっぽの動きには特に気持ちが反映されています。皆さんはしっぽの動きの意味をいくつご存じですか?

犬がうれしいときにしっぽを振るというのは、よく知られている話です。家族が帰宅したときや、おいしいご飯をもらうときなどには、犬はうれしい気持ちや友好的な気持ちを表してしっぽを振ります。

このようなとき、犬の身体はリラックスして、よく見るとしっぽと一緒にお尻が振れていることや、口角が緩んで笑ったような顔になっていることもあります。

しかし、犬はうれしくないときにもしっぽを振ることがあります。例えば、見知らぬ犬など脅威と感じるものを見つけ興奮しているときや、不安を感じて

自分を落ち着かせようとしているときなど。

そのようなときはしっぽを振りながらも、体がこわばっていたり、目を見開いて相手を凝視していたり、どこかリラックスできていない様子が見られます。

しっぽを上げる高さは、自信や興奮の度合いを表します。しっぽを高い位置で振っているときは、うれしさであっても興奮であっても、自信満々で強気です。不安や弱気になってくると徐々にしっぽは下がって、最終的に怖い、逃げたいという気持ちになると、しっぽを足の間に巻き込みます。

気を付けなければならないのは、しっぽを下げている原因が身体の異常のときもあるということです。具合が悪いと犬はしっぽを下げることがあります。不安になる原因や怖いものがないのにいつもより下がっているときは、動物病院で健康状態を確認してもらうようにしましょう。

［2017年5月19日付］

## 11 あくびでわかる犬の気持ち

関内どうぶつクリニック　小澤真希子、同クリニック顧問　牛草貴博

人は眠たいときにあくびをします。なぜあくびが出るのかはわかっていませんが、大きく呼吸をすることで、肺での換気を促進しているとか、顔面をストレッチするためだ、などと言われています。また、眠いわけではないのに他人のあくびが伝染してあくびが出ることもあります。

犬も眠いときにあくびをするしぐさがよく見られます。リラックスした姿勢であくびをしているときは、眠い可能性が高いです。

犬同士でもあくびは伝染しますし、人のあくびが犬に伝染することもあります。周りであくびをしている犬や人がいる場合は、単に伝染しているだけかもしれません。

もう一つ、覚えておいてほしいことは、眠気とまったく異なる意味で出ることもあるということです。

犬は不安なときや緊張したとき、相手が興奮しているときなどにもよくあくびをします。このあくびはカーミングシグナルと呼ばれ、自分や相手を落ち着かせるための行動です。カーミングシグナルにはあくびのほかに、口周りをなめる、目を細める、ブルブルと身体を震わすなどがあります。

苦手な場所に行ったとき、知らない人に抱っこされたとき、叱られているときなど、眠くなる場面ではないのにあくびをしているときは、緊張や、やめてほしい、落ち着いてほしいなどの気持ちの表れです。このようなときは、ストレスとなっているものを取り除き、犬がリラックスできるようにしてあげましょう。

特に眠いはずでもストレスを受けているわけでもないのにあくびをしているときは、身体の不調で緊張しているせいかもしれません。こんな場合は、動物病院で獣医師に相談してください。

［2016年6月2日付］

## 12 ひげでわかる猫の気持ち

関内どうぶつクリニック　**小澤真希子**、同クリニック顧問　**牛草貴博**

猫の鼻の横や目の上には長いひげが生えています。人のひげは口周りに生える毛のことを指しますが、猫をはじめ動物のひげは単なる毛ではありません。動物のひげは洞毛《どうもう》、あるいは血洞毛《けつどうもう》と言い、根元にたくさんの神経が集まっています。このため、ひげの先に何かが触れる、周囲の空気が動いてひげが揺れるなどすると鋭敏に感知することができます。動物のひげは眼や耳と同様に感覚器なのです。

猫のひげをよく観察すると、状況によって向きを変えていることがわかります。このひげの向きから猫の気持ちを読み取ることができます。

猫のひげが真横を向いて自然なアーチを描いているときは、リラックスしているときです。また目の前に何かあったとしても、特に興味を感じていない状態です。

一方、目の前のものに興味をもっているとき、興奮しているとき、緊張しているときは、ひげを広げるようにしてやや前方に向けます。例えば、何かを追いかけて遊んでいるときはこのようなひげの形になっています。目の前のものを感知しようとして、アンテナのようにひげを大きく張っているのです。

相手を攻撃しようとしているときなど、興奮が非常に高い状態になると、ひげはよりピンと前方に立てられ、同時に身体の毛も逆立ちます。

逆に恐怖でおびえているときは、ひげが鼻の脇に貼り付いた状態になります。このようなときは耳も頭に貼り付くように下げられます。

猫は顔の表情が少ないためクールな印象がありますが、実はひげに表情がある動物なのです。ひげの観察で、猫の新たな一面が見えてくるかもしれません。

［2017年6月9日付］

# 13 ペットホテルを上手に利用

まえたに動物病院院長　前谷茂樹

これからの行楽シーズン、ペットと一緒にお出かけするのはとても楽しいですね。ただ、どうしてもペットを連れて行けない場合や、病気を抱えているペットではともにお出かけするのが難しい場合もあるかもしれません。

そんなときに利用していただきたいのがペットホテルです。専門の施設だけでなく、トリミングサロンに併設されたものや動物病院などでも行っています。個室タイプ、ケージタイプなどいろいろバリエーションも豊富で、ペットの性格や料金などを参考にして選ぶといいでしょう。預ける前には、日頃から与えている食事や排泄方法、散歩について、ホテルの担当者としっかりと打ち合わせをしておく必要があります。

しかし、ペットホテルに預けるには注意しなくてはならないことが3つあります。

1つめは、混合ワクチンや狂犬病予防の注射などをしっかり行っていることです。ペットホテルなど動物が多く集まるところでは、ウイルス疾患などを完全に予防するために、予防接種を行っていないと預かってはもらえません。日頃から予防接種をしっかりしておくことが大切です。

2つめは、ペットを預けることに慣れておくことです。それぞれのペットに合ったホテルが見つかったら、日頃から少しずつでも預けて、徐々に慣れさせましょう。慣れていないと、いきなり長期間預けたとき強いストレスを受け、体調を崩してしまうことがあります。

3つめは、心臓病や発作などの持病がある場合です。この場合にはかかりつけの動物病院としっかり相談したうえで、動物病院で預かってもらうのが安心です。

3つの注意点に気をつけて、ペットホテルを上手に利用してください。

［2018年5月18日付］

14

# クレートに慣れさせる

エスティー動物病院院長 **佐藤龍也**

2011年の東日本大震災や2016年の熊本地震では、ペットも避難を余儀なくされました。避難先となる車中やペットの受け入れが可能な避難所では、クレート(ケージ)の中で過ごすことになります。

クレートに入った経験がなかったり、苦手意識を持っていたりする犬は、クレートに入れるとほえ続けるなど周囲に迷惑をかけてしまい、ご家族が困ることになります。そこで万が一に備え、日頃からクレートトレーニングをしておく必要があるのです。

クレートの適切なサイズは、愛犬が立った状態で横に一回転できる広さで、横扉のあるものを選びましょう。

次にトレーニング方法ですが、コツは、ご褒美として与えるおやつを使い、「クレートは安全でリラックスできる場所」だと教えていくことです。無理やり押し込み、長時間閉じ込めるようなことは絶対にしてはいけません。

第1段階は、クレートの扉を開けた状態で中にご褒美を置き、それを食べさせます。怖がって食べない場合には、グレードの高い（おいしい）おやつに変え、ご褒美の位置を手前にずらします。これを繰り返すと自らクレートに入るようになります。

第2段階は、犬が中に入ったら扉を閉め、おやつをクレートの隙間から入れ、食べたら次を入れることを10回繰り返します。食べ終わったら扉を開けます。徐々にご褒美の数を増やし、与える間隔を空けていき、中にいる時間を長くしていきます。そうすればクレートが落ち着く場所になっているので、外出先でもストレスなく過ごすことができます。

日常生活やいざというときに愛犬の安心と安全を守るためにも、ぜひチャレンジしてください。

［２０１8年7月6日付］

# 15 迷子にならないために

エスティー動物病院院長　佐藤龍也

２０１８年６月18日に大阪を最大震度６弱の地震が襲いました。２０１１年の東日本大震災や２０１６年の熊本地震など災害時には、多くのペットがご家族の元を離れ迷子になりました。

日常でも、犬が家から飛び出したり、散歩中に不意にリードを放してしまったりして、迷子になってしまうケースは少なくありません。

そんなとき、とっさに呼び戻す、いわゆる「おいで」ができれば、愛犬と離ればなれにならずに済みます。万が一の場合に備え、日頃から呼び戻しのトレーニングをしておく必要があります。

実際のトレーニングでは、小さく切ったおやつをいくつか用意します。その1つを手の中に握り、犬の鼻先に近づけてにおいを嗅がせます。そして、「おいで」と言った後にそのまま後ろに少し下がってみましょう。そのとき、少し

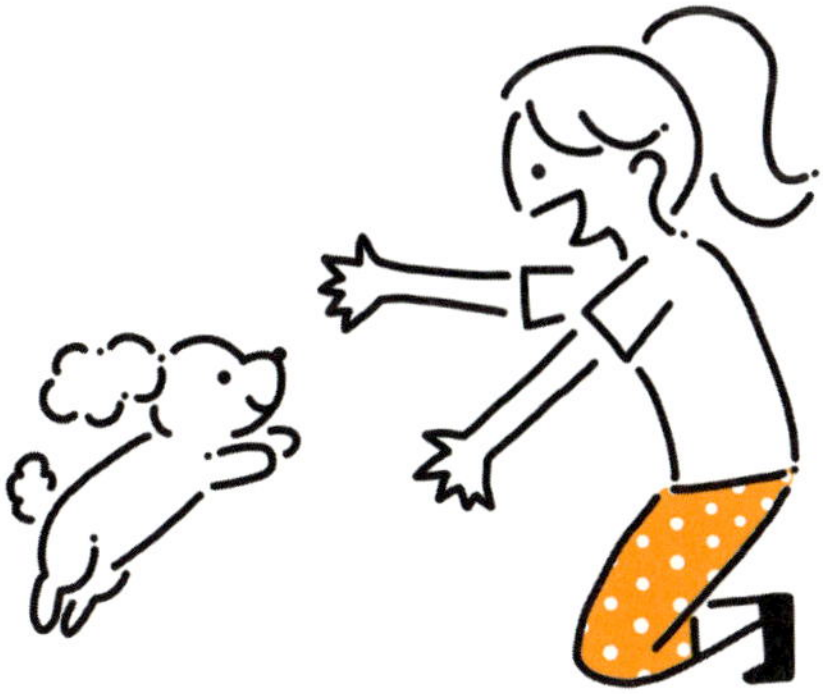

でもついてきてくれたら「おりこうだね」とほめ、首輪（またはハーネス）を軽くつかみながらおやつを与えてください。

この距離を少しずつ延ばしていき、ついて来るようになってきたら、今度は少し離れたところから再び「おいで」と呼び、できたら同じようにほめておやつを与えましょう。このように段階を踏み、短い距離から徐々に距離を延ばすようにします。毎日少しの時間でもよいので、繰り返し根気強く行うことが大切です。

慣れてきたら、ご家族以外の人にも捕まえられるようにするために、同様のトレーニングをしてもらうとよいでしょう。

それでも万が一、迷子になってしまったときのために、鑑札や迷子札を首輪に付けることが効果的。動物病院で、身元情報が入力されたマイクロチップを装着してもらうこともお勧めします。

［２０１８年６月22日付］

# 8章

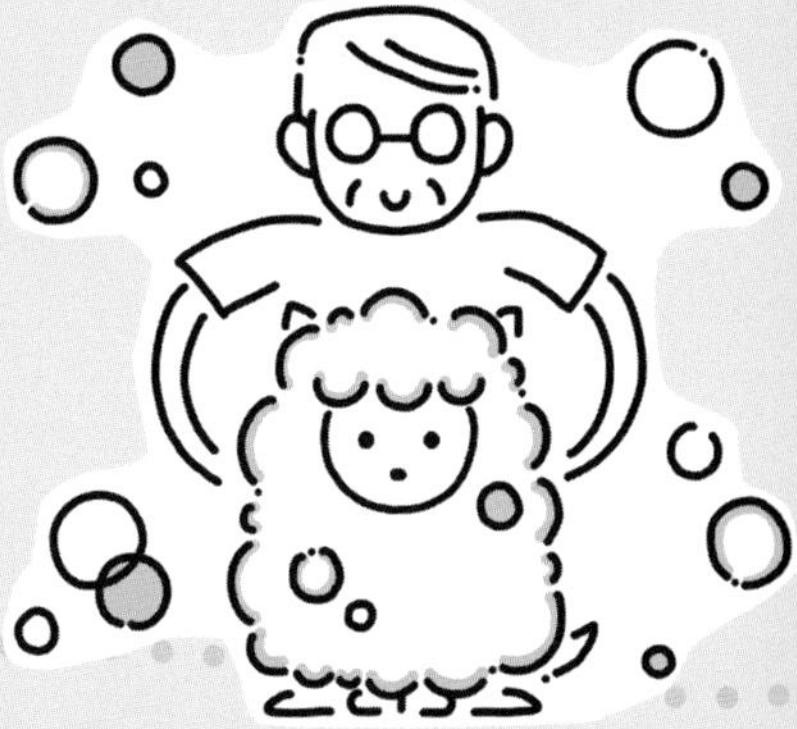

# 健康のために
# ボディケア

# 1 犬のトリミングの必要性

兵庫ペット医療センター東灘病院副院長　杉山直也

大人気のトイプードルは定期的にトリミングが必要なためトリミングルームでよく見かけます。きれいにカットされてサラッとフワッと、〝別人〟になったように帰っていきます。この子たちは美容の観点以外にも、トリミングでたくさんの恩恵を受けています。

わんちゃんの余分な皮脂は、ベタつきや臭いの原因になります。また、被毛の量が多すぎると毛玉となり、通気性も悪くなります。シャンプーすることで余分な皮脂やハウスダストなどのアレルゲンを除去することができます。

また、カットで毛の量を調節すると、皮膚炎、ノミやダニの寄生予防、熱中症対策になるほか、分娩《ぶんべん》や授乳の際には毛が邪魔になりません。

肉球まわりの毛のカットや爪切りは、けがの防止になります。爪は伸びると折れてしまうことがあり、肉球まわりの毛は伸びすぎるとフローリングなどの床で滑る原因になるからです。

耳や肛門腺の処置も定期的に行うことで外耳炎や肛門腺破裂などの予防になります。これらの処置は自宅では難しい場合があるため、プロのトリミングを利用するとよいでしょう。

トリマーはたくさんのわんちゃんと接しています。体重の増減や皮膚のできもの、病気のサインなど飼い主では気付かないトラブルもトリマーが発見してくれることがあります。トリミングはトリマーとのコミュニケーションの場にもなるのです。

犬と飼い主との関係はより密接になってきており、ペットというより、家族の一員となっています。トリミングを上手に利用することで、わんちゃんたちと幸せに過ごしていただきたいと思います。

［2017年6月23日付］

## 2 猫にトリミングは必要？

エルザ動物医療センターセンター長　長谷隆司

猫は生まれつき、きれい好きで、暇さえあれば自分の体をなめて毛づくろいをしています。猫は本来、待ち伏せをして獲物を狩る「待ち伏せ型」の動物です。したがって毛づくろいは、自分の臭いを消して、獲物に気付かれないようにするための習性だと思われます。

トリミングは、被毛のブラッシングやカット、シャンプーはもちろん、爪切りや耳掃除なども含まれ、体のお手入れ全般を行います。しかし、そもそも多くの猫は、頻繁な毛づくろいによってこれらだいたいのことは自分でできてしまいます。

ご家族が行う日頃のお手入れとしては、猫とのコミュニケーションも兼ねて、ブラッシングくらいで十分と言えるでしょう。

しかし、同じ猫でもペルシャやヒマラヤンなどの長毛種の猫は、セルフグルーミングだけでは毛のもつれや毛玉ができてしまうことがあります。また、それだけでなく、頻繁な毛づくろいでたくさんの毛を飲み込むと、食欲不振や便秘などの症状が出る「毛球症」になる恐れもあります。

このように、長毛種の場合や皮膚病がある場合などは、やはりトリミングが必要とされるでしょう。

ただ、猫は知らない人に触られることや、水、ドライヤーは苦手なことが多いのです。このため、安全にトリミングを行うには麻酔が必要となる場合があります。

いずれにしても、日頃のお手入れで解決できない問題があれば、猫にもトリミングが必要になりますが、基本的には猫自身の性格や皮膚、被毛の状態をよく見極めることが肝心です。

［2017年7月14日付］

3

# 上手なシャンプーの方法は？

兵庫ペット医療センター　トリマー　米良匡史

トリマーが受けるお悩み相談で、意外と多いのがご家庭でのシャンプーです。ペットがシャンプー嫌いになるのは、さまざまな要因が考えられます。例えば、「ご家族の方がシャンプーのときだけ怖い（真剣な）顔をしている」「手の力が強く、犬が痛い思いをしている」などです。すると犬は「シャンプーは怖くて痛いもの」と学習します。

もちろん、この要因は一例にすぎず、単純に水が嫌いという犬もいます。そのほかにも複雑な要因が絡んでいることもあります。そこで、たいていはこれで解決する、とっておきの方法を伝授します。

「優しい言葉で語りかけ、ご褒美をあげること」です。一番使いやすいご褒美はおやつでしょうか。シャンプー中におやつを何回かに分けてあげましょう。無言でシャンプーするのではなく「お湯加減はいかが？」などの声もかけてあげてください。犬は雰囲気を読むのは上手です。犬ってとっても賢いのです。

また、家でのシャンプーは補助的なものと捉え、月に1回はトリミングサロンに行く習慣をつけましょう。スキンケアは専門的な知識が必要で、家でのシャンプーが思わぬ皮膚トラブルを起こしている可能性があるからです。「お父さん、この子がかゆがっていたのに、どうして気が付かなかったの?」と、家庭トラブルに発展する前にサロンにお越しください（笑）。

躾《しつけ》とは「身を美しくする」と書きます。それは必ずしも犬だけの話ではありません。何げないトリマーとの会話の中で、ご家族自身も知識を深めたり、情報を共有できる場となるからです。本当のトリミング、スキンケアとは、ご家族の心の内側から作用して、身を美しくしていくことなのです。

［2017年7月28日付］

4

# 動物も歯が命

北光犬猫病院院長　立花 徹

ペットの高齢化が進む中で、健康上、特に大きな問題になっているのが歯牙疾患です。人間も「歯が命」と言われているほどですが、動物の場合は歯石がどの程度付着しているかが重要な要素です。

歯石が付着すると口腔《こうくう》内の衛生は極めて悪化し、口臭、よだれがひどくなってきます。そのペットに人が口や鼻をなめられることで、感染が起こることさえあります。

歯石をなるべく付着させないことが大切ですが、犬、猫の歯を磨ける人は非常に少ないでしょう。また、歯石除去は動物の場合、全身麻酔が必要となります。歯磨きの問題、麻酔の問題、この2つの問題が病気予防の大きなハードルになっています。

歯石は口腔内の細菌増殖の原因となり、歯周病が始まります。やがて歯槽膿《しそうのう》漏《ろう》になり、それが進むと下顎骨に骨折が生じることも。また、上顎骨は頬の部分（目の下）にまで口腔内の細菌が浸潤し、膿がたまることもあります。

この炎症が鼻腔《びくう》内にまで広がると、くしゃみや鼻汁、鼻出血などの鼻炎症状が始まります。歯肉が後退し、骨が溶けていくと上顎犬歯が抜け落ちて口と鼻がつながってしまいます。すると、フードを食べたときに口から鼻に抜け、鼻腔から出てくることもあります。

さらに、歯周病を放置すると心臓弁膜症や腎臓病など全身のさまざまな病気の原因にもなります。

まずは悪化させないように毎日のケアから始めることが重要です。歯石は定期的な除去が大切ですが、年齢や病気などで、除去できなくなる場合もあります。最近は歯周病予防にさまざまな医薬品や予防グッズも増えてきました。口臭が気になったら、近くの動物病院に早めに相談してみてはいかがでしょう。

［2017年9月1日付］

# 5 歯磨きは必要？

マリーナ 街の動物病院院長 早乙女真智子

野生動物は、ほかの動物や植物などを生のままよくかんで食べることで、歯磨き効果を得ています。しかし、私たちと日々暮らすペットたちは、加工された栄養バランスの整ったフードや、小さく切ったおやつなどを食べています。よくかまずに丸飲みすることが多いうえに、フードやおやつは、唾液が混ざり、ふやけると歯の表面に付着しやすくなります。

その歯垢《しこう》が蓄積すると歯周病菌が繁殖しやすい環境となります。私たち人間は、毎日歯磨きという行為で自ら歯垢を取り除くことができるので、歯周病をある程度、予防することができます。しかし、ペットにはご家族の手が必要となります。

普段の診療の際、ご家族の方に、ペットの歯磨きをされているかどうかをたずねると、「嫌がるからやめた」「時間がない」「やり方がわからない」などといった意見を数多く聞きます。ただ、歯磨きそのものは「やったほうがいいだろう」とご家族の多くが思われているようです。

歯周病菌が増えると、歯がぐらつく▽痛みや不快感から食べられない▽消化器疾患▽顎骨骨折▽心臓疾患――などへの悪影響を招きます。そうならないように、歯と歯周ポケットの汚れを常日頃からきれいにしておくべきだと考えます。口の中を清潔に保つことは、健康と長生きに通じます。

歯磨きの方法としては、少し手間はかかりますが、歯ブラシが一番効果が期待できます。かむ力の弱い幼い頃から、口の中に指や歯ブラシを入れることに慣れさせましょう。ただし、毎日はできないというご家庭では、週に1～2回歯ブラシ、できない日は歯磨きガムやデンタルスプレーなどを活用するとよいでしょう。

［2017年12月1日付］

## 6 骨を溶かす歯周病

マリーナ 街の動物病院院長 早乙女真智子

以前のコラムで、歯ブラシによる歯磨きがペットの口腔《こうくう》ケアには有効というお話をしました。歯ブラシで磨くというと虫歯予防のように思われるかもしれませんが、犬や猫には、虫歯はほぼありません。多いのは歯周病です。3歳以上では、歯周病罹患《りかん》率がなんと、80%以上と言われています。歯周病には歯肉炎と、歯および歯を支えている組織の炎症である歯周炎の2つがあります。

歯肉炎は、非常に多種の細菌が歯に付いた歯垢の中で繁殖することで起きます。さらにそれが進行すると歯周炎になります。歯周病菌が、歯の下部である歯根に到達し、歯を支える歯根膜や歯槽骨に炎症を起こすのです。ここまで進行すると、かなり口臭が気になるはずです。犬や猫は、人よりも早期に歯石が形成されてしまうため、普段のケアは欠かせません。

特に小型犬や猫は歯根と顎骨が近くにあるため、歯周病を放置して菌が繁殖

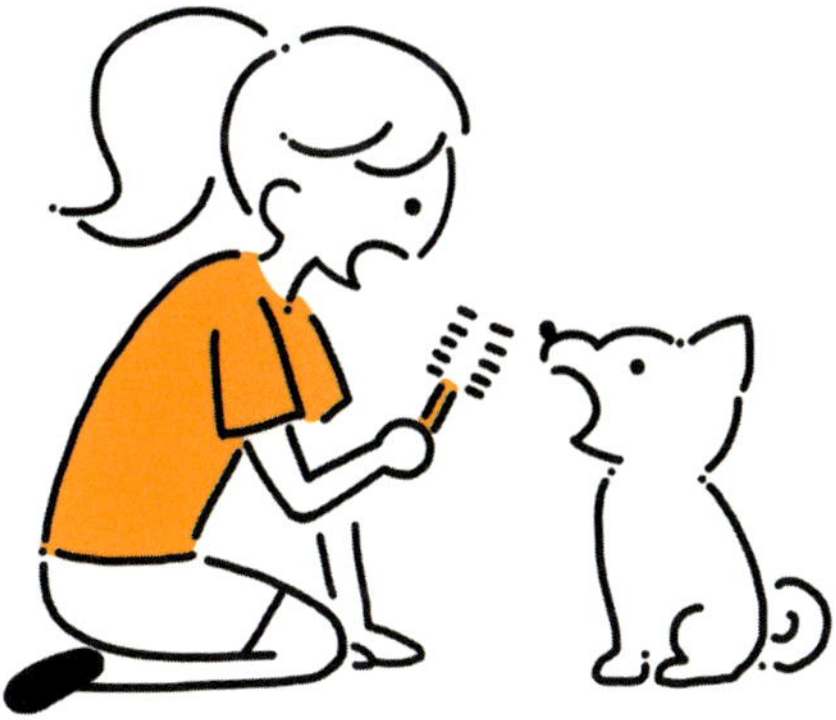

すると、菌により骨が溶け、骨折を起こしやすくなります。上臼歯の歯根に膿《うみ》がたまると、「目の下が腫れました」と来院するご家族が少なくありません。

このような症状を外歯瘻《がいしろう》と言います。目の下の腫れだけではなく、鼻腔にも穴が開いてしまうので鼻から膿状の鼻汁が垂れてきます。

また、歯周病菌は、心臓病を助長してしまうと言われています。人もペットも、口腔環境の改善は、全身の健康に関わりますので、より注意が必要です。

そのために、われわれ獣医師は、定期的な健康診断や通常診察で歯磨きのアドバイスや指導を積極的に行っています。ペットの性格などに合わせた口腔ケアを諦めず続けていただければと思っています。

［2017年12月8日付］

# 7 上手な歯磨きの方法

たむら動物病院院長　田村　誠

今回は、歯ブラシを使った歯磨きについて、詳しくお伝えします。犬の歯垢は数日で歯石へと変化します。歯磨きは毎日行うことが理想ですが、難しい場合は週2回程度を目標にしてください。

次に、歯ブラシの選び方です。犬の歯は、人に比べてエナメル質が薄いので、毛が柔らかく、口の大きさに合ったヘッドの歯ブラシを選んでください。歯ブラシを嫌がる場合は、歯磨き用のクロスなどでも代用が可能です。また、気に入りそうな味の歯磨き粉や、デンタルジェルを用いてもよいでしょう。人の歯磨き粉はフッ素などが含有され、嘔吐や下痢といった消化器症状を示す場合があります。使用は避けてください。

また、口の中は、歯以外は粘膜に覆われています。粘膜への刺激を減らすため、必ず歯磨きの前に、歯ブラシを水などで湿らせてください。

磨き方ですが、歯と歯肉の間を細かく左右に、優しくブラッシングしてください。犬歯から横の歯、前の歯と磨いてください。次第に慣れてきたら、口を大きく開いて、下顎の歯や歯の裏側も磨いてください。

歯磨き用のクロスを用いる場合は、歯の表面をなでるように、汚れをふき取るイメージで行ってください。あまり、強く擦りすぎると歯肉を痛める場合もあります。

常日頃のケアの積み重ねが、非常に重要になります。しっかりときれいに行うことも重要ですが、歯磨きを常日頃行うためには、動物が歯磨きを嫌いにならないように手際よく、嫌な素振りを見せる前に終わりにするように心がけてください。

一方で、歯周病などがあると、歯磨きで悪化させてしまうこともあります。その場合は、かかりつけの獣医師にご相談ください。

［2017年12月15日付］

# 8 歯磨きトレーニング

Pet Clinic アニホス院長　弓削田直子

歯周病は毎日の口腔ケアで予防できます。今回は歯磨きが苦手な犬や猫のトレーニング方法を紹介します。

歯磨きが嫌いな犬や猫は、口の周囲を触られることも嫌がる場合が多いです。まず口の周囲を触られることに慣れさせましょう。

理想的には、生後3週間から生後7カ月くらいの頃、つまり子犬や子猫のときから口周囲を日常的に触りましょう。嫌がる場合は、口の周りを触る度にご褒美をやったり、ほめたりすることを繰り返してください。「口を触らせたら、よいことがある！」と認識させることが重要です。

次に、綿棒や指に動物用歯磨きペーストを付けて、口を閉じた状態で歯の頬側をなでるように優しく擦ってください。ただし、歯の抜け変わり時期は、炎症を伴う場合があるので避けてください。歯の頬側を擦ることができたら、次は指にガーゼやデンタル用シートを巻き、歯磨きペーストかぬるま湯に付け、口を閉じたまま奥歯の頬側までなでてください。

口を開けさせ、歯の裏側の歯磨きはこれらがクリアできてからのチャレンジです。歯磨きペーストをおいしいと感じ、ガーゼやデンタルシートを食べようとする場合があるので、しっかりと指に巻き付け、誤食させないようにしましょう。

すでに歯石が付着している犬猫は、動物病院で除去してもらいましょう。歯周病が伴う場合は、根尖《こんせん》（歯の根）感染のある歯の抜歯などの治療を行い、正常な状態にしてから、徐々に口周囲を触ることに慣れさせてください。年齢に関係なく、始めようと思ったときが口腔ケアのスタートです。とにかく根気よく口周囲を触ることに慣れさせることが大切です。

［２０１７年12月22日付］

# 9章

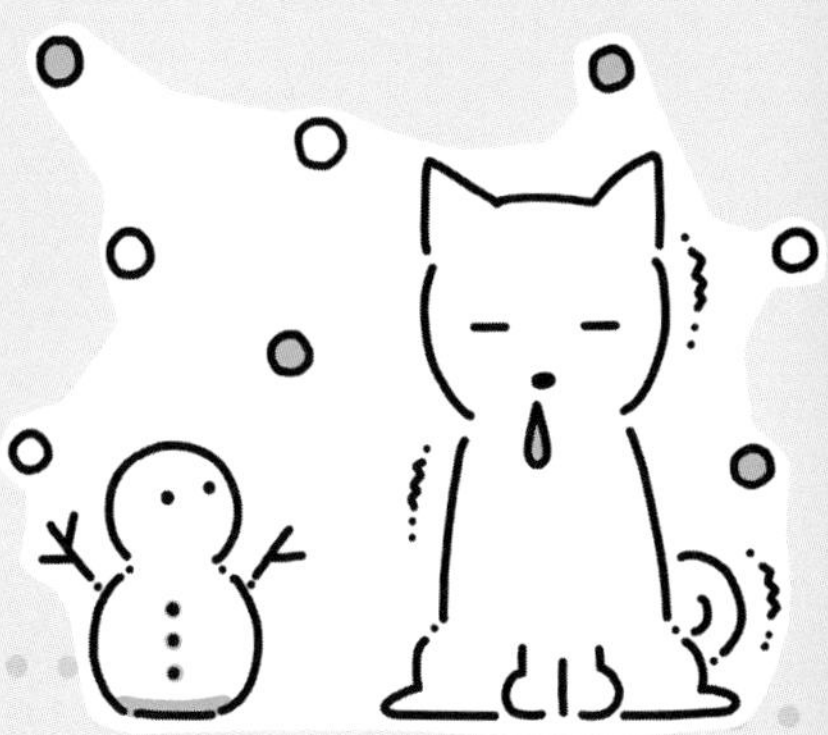

# 季節の体調

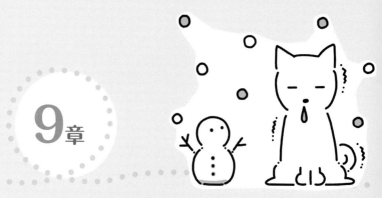

# 1 冬に備えて

兵庫ペット医療センター院長　有里正夫

だんだんと冬の足音が聞こえてくる11月。大切なペットと快適な冬を過ごせるよう、早めの冬支度を始めましょう。

特に、心臓病や腎臓病・関節の病気を持っている犬にとって、冬は厳しい季節です。また、パルボウイルスやジステンパーウイルスなどの感染症が流行する時期でもありますので、動物病院で早めにワクチン接種をしましょう。

アレルギー性皮膚炎など皮膚が敏感な犬や呼吸器の弱い犬は、ダニやカビ、ほこりが苦手です。ほこりなどを吸い込ませないよう、エアコンのフィルター掃除は忘れないでください。保湿機や保湿用のスプレーなどを用意しておくのもいいですね。

また、年末年始にはご家族が飲食を楽しむ機会が多くなります。与えてはいけない食材やお酒を口にし、動物病院に駆け込んでくる犬が増えるので、くれぐれも注意してください。

犬の場合、冬は体温を維持するために基礎代謝が高くなります。自然と食欲も出て、食事の量が増える傾向にあります。欲しがるだけ食事を与えず、いつもの量をキープして体重が増えすぎないように注意しましょう。

散歩は肥満予防の観点から非常に重要です。寒い季節には、ご家族も外に出るのがおっくうになってしまいます。でも、散歩をしないと犬の体重はどんどん増えてしまいます。

寒い冬でも、犬の楽しみは大好きなご家族と一緒に遊ぶこと。ご家族の健康維持にも役立ちますので、風邪をひかないよう、しっかりと防寒対策をして積極的に散歩に出かけてくださいね。

［2016年11月25日付］

## 2 冬に備えて健康管理

あきたこまつ動物病院院長　小松　亮

今回は冬に備えての注意点をお話しします。寒くなると人も体調を崩しやすくなります。外出がおっくうになったり運動が減ったり、水を飲む量が減って、乾燥や気温の変動で風邪をひくこともあります。ペットも同じです。暖かく環境がよい季節には症状が出ていなくても、冬になって初めて、症状が出てくることもよくあります。

一般的に、泌尿器や呼吸器、関節や運動器の病気が冬に多くなると言われています。まず、泌尿器の病気から説明します。飲水量が減ると尿量が減るため、尿石症や膀胱炎を起こし、血尿や頻尿になりやすいです。そのため水をよく飲ませるように心がけてください。あまり飲まない場合は、味付けしていない肉の煮汁などを混ぜてもよいかもしれません。

次は呼吸器の病気です。冷たい外気や暖房で乾燥した空気によって、喉の粘膜が弱くなり、風邪をひいて人と同様にくしゃみやせきをしやすくなります。定期的な換気や加湿を心がけてください。

関節や運動器の病気が多くなるのは、寒いと体の血行も悪くなるからです。ご家族が、休日などにいつもと異なる急な激しい運動や長い散歩をしたりすると、関節や靭帯（じんたい）を痛めやすくなります。われわれ同様、徐々に体を温めてから運動させてください。

ペットはちょっとした体調の変化を言葉で伝えることができません。ある日突然、元気がなかったり、食欲がなくなったと気付くことも多いのです。ちょっとした体調の変化に気付くために、人以上に定期的な健康診断が大切です。中高齢のペットは年に2回の健康診断が推奨されます。ぜひ大切な家族であるペットのために早期発見、早期治療を心がけてくださいね。

［2017年11月3日付］

# 3 寒さに弱い犬

まえたに動物病院院長　前谷茂樹

本格的な冬。犬は寒さに強いというイメージをお持ちの方が多いと思います。私の住む北海道でも、室外で飼育されている犬が多く、真冬に雪の中で丸くなって寝ている姿がよく見られます。寝ている犬の背中に、雪が積もっていることもあります。

ただ、そんな寒さ知らずの犬でも、年を取ってくると、急に寒さに弱くなってしまうことがあります。そんなときは、甲状腺から分泌されるホルモンが不足してしまう「甲状腺機能低下症」を発症している場合があります。

甲状腺は、首の気管の両脇にあり、甲状腺ホルモンを分泌しています。甲状腺ホルモンは全身の代謝に関わるため、不足すると体温の低下▽胴体の左右対称性脱毛▽体のむくみ▽心拍数の低下――といった症状が出ます。ただ、こうした甲状腺機能低下症の症状が加齢による症状と似ているため、発症していても気が付かず、加齢のせいだと思い込んでいるご家族が多いのです。

甲状腺機能低下症の診断は、血液検査で行います。治療は、甲状腺ホルモン剤の投薬が一般的です。犬の病気としては比較的多く見られるので、ＴｅａｍＨＯＰＥでは、８歳以上になると甲状腺ホルモンの値の検査を推奨しています。

年齢が8歳以上になったり、寒い日の散歩で震えて帰りたがったりしたら、この病気である可能性があります。

気になったら早めに、動物病院で調べてもらうといいでしょう。

［２０１6年12月16日付］

## 4 命に関わる冬に多い病気

あきたこまつ動物病院院長　小松　亮

冬に注意が必要な病気はたくさんありますが、今回は特に命に関わることもある病気をご説明します。

1つめは、犬の甲状腺機能低下症です。中高齢の犬に多く見られます。喉の気管の横にある甲状腺という臓器から、甲状腺ホルモンがうまく出なくなる病気です。

甲状腺ホルモンには、体の代謝を上げる作用があります。そのホルモンが不足すると、食べ物を食べても、うまく熱を産生することができず、低体温やむくみ、活動性の低下、皮膚のかさつき、脱毛などの症状が見られます。冬に心配な点は、重度の低体温になり、生命のリスクが高まってしまう点です。

治療は、甲状腺ホルモン剤の投与です。しかし、重症の場合は、ホルモン剤が安定して効果が出るまでの間に時間がかかるケースがあります。中高齢の犬で、甲状腺ホルモンの異常が疑われる場合は、健康診断などの際、追加で甲状腺ホルモン値を測定したほうがいいですね。

２つめの病気は、猫の尿石症による尿路閉塞です。さまざまな年齢で見られ、一般的には雄に多いとされています。狭い尿道に結石が詰まり、尿がまったく出せなくなってしまう病気です。１日程度でも、重度の尿毒症に陥り、生命の危険があります。症状は血尿のほか、何度もトイレに出入りする、何度も排泄のポーズをとる、排尿していない――などです。

結石を溶解させるため、特別な療法食を必要とすることもあります。通常の治療は、尿道カテーテルを挿入し、尿道に詰まった結石を膀胱に戻して排尿させます。尿毒症とは、腎臓から出た不要な成分である尿素窒素などの毒素が体内に貯留してしまっている状態です。その場合は入院し、点滴治療をします。

［２０１７年11月10日付］

# 5 熱中症にご注意

まえたに動物病院院長　前谷茂樹

9月に入っても暑い日は続きますが、残暑で体調などを崩されることはありませんか？　今回は、ペットの熱中症についてお話ししたいと思います。

ある夏の日の午後、フレンチブルドッグが呼吸困難で動物病院に運び込まれてきました。呼吸はゼーゼーと荒く、舌は紫色。体温は42℃で、意識がもうろうとしています。ご家族によると、昼間に散歩に行ってから、具合が悪くなったとのことでした。

診察の結果、「熱中症」だったことがわかりました。もともと犬は人よりも体温調節が苦手。このため、発症例は多いのですが、このフレンチブルドッグはかなり危険な状態でした。酸素吸入や点滴、冷水で体を冷やすなどの処置をし、夜には症状が落ち着きましたが、あと1時間遅ければ死んでいたでしょう。人は、汗をかくことで体内の熱を放出し、体温を下げることができます

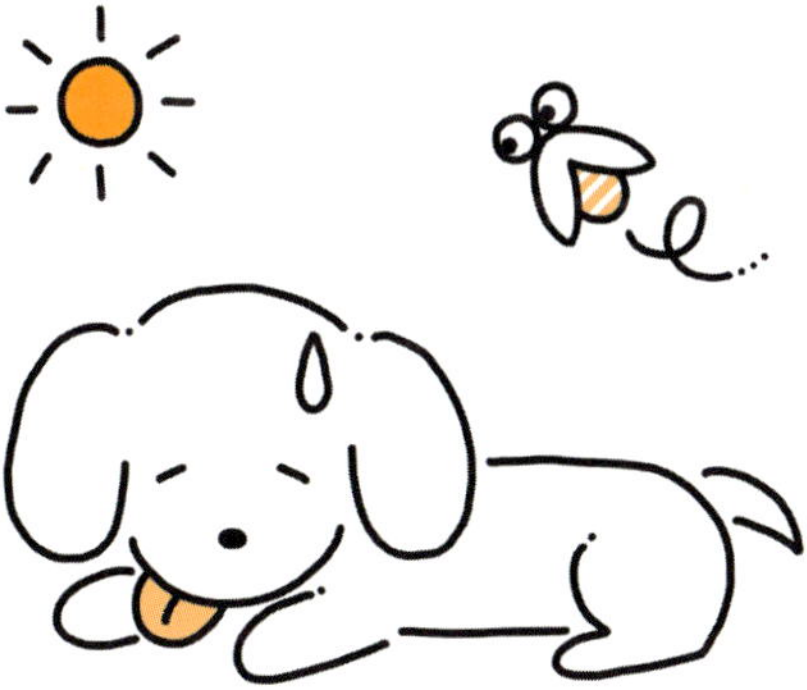

が、犬は足の裏にしか汗腺がないため、呼吸でしか熱を放出することができません。体温が急上昇しやすい環境では、体温調整が間に合わずに熱中症になりやすいのです。

中でも、ブルドッグやパグなどの鼻の長さが短い「短頭種」は呼吸がしづらいため、体温を下げにくい特徴があります。特に注意が必要なのです。

熱中症の原因は、ほとんどが「ご家族の油断」によるものです。ご家族のちょっとした気の緩みから、大切なペットを失った例をたくさん見てきました。散歩は気温の高い時間帯を避けたり体が熱を持っていると感じたら水を飲ませたり、しっかりと熱中症対策をとって、暑さを乗り切りましょう。

［2016年9月9日付］

# 6 夏の室内の温度調整

青山動物病院院長　青山幸利

夏は熱中症に最も気を付けなければならない季節。ただ、実際は5月、6月から熱中症は増えています。ペットの体が暑さに慣れていなかったり、ご家族が「まだ大丈夫だろう」と油断してしまったりするためです。

動物病院でもよく「部屋の温度は何度くらいにすればよいですか」と質問されます。皆さんはエアコンを何度に設定していますか？

エアコンの温度設定は、部屋の広さや日当たりなどによって異なりますが、当院では18～26度くらいと説明しています。もちろん、部屋の環境やペットの状態によって変えていきます。また、湿度は60％以下で、理想は50％です。温度だけでなく湿度にも注意が必要ですね。

全身で汗をかくことができない犬や猫は、呼吸によって体温を調節しています。

人が快適だと感じるか、もしくは少し肌寒いくらいの室温がちょうどよいようです。ただし、短頭種（鼻の短い種類）、肥満や持病（呼吸器疾患、循環器疾患）があるペットなどは暑さにとても弱いのでさらに注意が必要です。一方で、若齢や高齢のペットは寒がりだったりするため、室温を下げすぎないようにしてください。

適切な室温を知るには、ペットをよく観察することが重要です。体を床に着け、伸びるように寝ていると暑い場合が多く、体を丸めるように寝ているときは、寒いことが多いようです。

また、ペットが暑いと感じているときは、家の中でも涼しい場所、冷たい場所を探して移動します。ペットの行動をよく観察して、快適な生活環境で熱中症から大切な家族を守りましょう。

前もってかかりつけの動物病院に緊急時の対応を確認しておくことも重要です。

［2017年7月7日付］

# 7 暑い夏の安全対策

エスティー動物病院院長　佐藤龍也

夏に起こりやすい病気といえば熱中症です。暑くなるこの時期、動物病院に運び込まれるペットが増加します。

人間と違って犬や猫は汗腺が肉球にしかないため、体温調節がとても苦手です。高齢の犬や、短頭種（フレンチブルドッグなどの鼻ペチャ犬種）はとりわけ注意が必要です。最悪の場合、命に関わることもあります。

室内でも真夏の暑い時間に部屋を閉めたままにしてペットだけで留守番させてはいけません。必ずエアコンのタイマーなどを利用して、最も暑い時間帯を乗り切れるように工夫してください。

また、少しの時間ならと車の中にペットを残したままにしてしまうことは大変危険なので、絶対にしてはいけません。

夏に散歩をするときは涼しいと感じる早朝などに時間をずらしましょう。散歩が夕方になるときには、熱を含んだ路面で肉球をやけどしてしまうことがあるので、ご家族の方が道路を手で触ってみて熱くないことを確認してから出発しましょう。

人間が暑くないと思っていても、それよりも地面に近い場所にいる犬にとっては、まだまだ暑いと感じることも多いのです。犬の気持ちになって行動することが何より大切です。

これからの時期は蚊も多く発生します。フィラリア症に最も感染しやすい時期ですので、こちらの予防も忘れずにしましょう。もちろんノミやマダニなどの外部寄生虫にも注意が必要なので、前もって予防薬によるノミ・マダニ対策をしておくことをお勧めします。

暑い夏は、人間と同じくペットも体調を崩しやすい時期です。わずかな変化も見逃さないよう、毎日注意深く観察してくださいね。

［2018年6月15日付］

# 8 犬や猫の〝花粉症〟に注意

どうぶつ医療センターみずの動物クリニック院長　水野範仁

春になると、花粉に悩まされている方も多いでしょう。花粉症では、スギやヒノキ、イネ科の植物が原因となり、春や秋など決まった季節にくしゃみや鼻水、鼻づまり、目のかゆみなどの症状が出ます。実は近年、犬や猫にも花粉症のような症状が出ることが知られるようになってきました。

アレルギー性の疾患を持つ犬や猫が、決まった季節に症状が悪化することがあります。花粉に対して起こる異常な免疫反応が原因で、人の花粉症と似た状態と言えます。

例えば、アトピー性皮膚炎を患っている犬や猫が、特定の季節になると、皮膚炎が悪化することはないでしょうか？　アトピー体質とは、ほこりなど環境中の物質に対し、アレルギー反応を起こす体質のことですが、そのアレルギー反応を引き起こす物質の中に花粉が含まれている場合、一定の時期に症状が悪化してしまうのです。

花粉が原因となる症状を見てみましょう。犬の場合は皮膚炎が多く、かゆみを伴って皮膚が赤く腫れたり脱毛なども見られます。猫の場合も同様ですが、皮膚炎に加え、くしゃみや鼻水といった鼻炎症状や、せきなどのぜんそく症状も見られることもあります。治療には薬を使います。生活環境の改善も必要です。

散歩などで外出した際には、ブラシやタオルで花粉を落としてあげましょう。空気清浄器や掃除機を使って、花粉の量を減らすことも効果的です。人が持ち込むこともあるので注意が必要です。

家族の一員である犬や猫が、毎年特定の時期に体をかゆがるならば、花粉が原因かもしれないので、動物病院を受診して原因を突き止めてみましょう。原因がわかれば、治療と対策ができます。

［2018年4月6日付］

# 10章

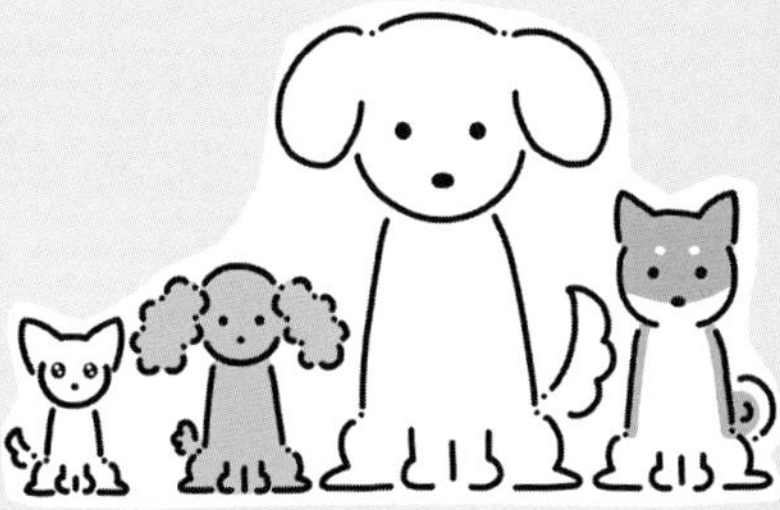

# 人気犬種の特徴と注意点

# 1 シバイヌの健康のために

ハートフル動物病院院長　時松聖潤

今回はシバイヌについてお話しします。シバイヌは、古くから日本の山岳地帯で狩猟犬として活躍していた日本固有の犬種です。

その歴史はとても古く、縄文時代の遺跡から、シバイヌの先祖と思われる骨が見つかっています。均整のとれたコンパクトな体形で、日本の気候風土に合った犬種です。屈指のきれい好きで、自分の身の周りを排泄物で汚すことはめったにありません。そんな理由からか、2017年のジャパンケネルクラブ（JKC）犬種別登録頭数ランキングでは、133の犬種中第5位と、はやりすたりの少ない人気ぶりです。愛玩犬でなく狩猟犬としての歴史が長いからでしょうか、ベタベタ甘えたりすることは少ないのが特徴。半面、自立心が強く神経質で賢い犬種のため、しつけに手こずることが多くあります。

シバイヌに多い病気はアレルギー性皮膚疾患です。完治することはほぼなく、生涯にわたり管理が必要です。ただ、食物アレルギーの場合は除去食による症状の緩和や消失が期待できます。アレルギー物質の検査や、かゆみを抑える薬剤、皮膚のケアなど動物病院に相談してください。

また、緑内障を患うケースが多いです。眼球内部の圧力（眼圧）が上昇することで痛みが起こり、視力が失われる病気です。原因は不明ですが、白目の部分の血管が充血し、まぶしそうなしぐさや、痛そうなしぐさで気付くことが多く、動物病院では眼圧計で測定して診断します。こちらも完治は難しく、生涯にわたって点眼治療や、場合によっては外科治療が必要になることもあります。

りんとした気品が日本犬の魅力です。新しく犬を迎える場合、家庭環境や飼育方法などを踏まえて、犬種を選択することも大切です。

［２０１８年４月27日付］

## 2 トイプードルに多い病気を知る

たか動物病院院長　**高橋隆之**

ふわふわした毛が特徴のトイプードルはいま最も人気のある犬種の一つで、街中で目にする機会も多いかと思います。プードルには大きさがスタンダード、ミディアム、ミニチュア、トイの4つのタイプがあり、最も小さいのがトイプードルです。

この犬種にはいろいろな毛色があり、独特のカールの被毛に覆われています。トリミングで、他の犬種ではできないカットを楽しむことができます。性格は温厚で頭がよく、社交的。しつけがしやすい犬です。運動能力も高く、好奇心旺盛。体の割に足が細いため、高所からの飛び降りなどで、骨折することも少なくありません。

また、膝蓋骨脱臼という膝にあるお皿の骨がずれたり、外れたりする病気もよく見られます。1歳未満の子犬では、レッグペルテスという股関節の骨が変形してしまう病気もあります。これは遺伝的要因があると言われています。いずれも症状は後ろ足を引きずったり、上げたりします。また、耳が垂れている犬種によく見られる外耳炎も比較的多いです。膿皮症《のうひ》やアレルギー性皮膚炎などの皮膚疾患もよく見られます。

目の病気では、若い年齢で発症する若年性白内障や、進行性網膜萎縮症（ＰＲＡ）といって目の網膜に異常が生じ、徐々に萎縮が進行し失明してしまう遺伝性の眼疾患もあります。内分泌の病気では、多くは7歳以上の高齢犬に見られるクッシング症候群という副腎皮質ホルモンが異常に分泌されることで起こる病気もよく見られるものの一つです。

病気は早期発見が一番大事です。事前にトイプードルがかかりやすい病気を知っておくことで、早めに対処することができます。日頃から動物病院で定期的に健康診断を受けてもらいたいと思います。

［２０１８年5月11日付］

# 3 チワワに特徴的な病気

動物総合病院ユニベッツ福岡院長　青木芳秀

今回は小型犬のチワワに特徴的な病気についてお伝えしたいと思います。そのルーツには諸説ありますが、メキシコ周辺で9世紀頃に飼育されていた「テチチ」が祖先と言われています。チワワよりも体格は大きく、神聖視されていました。その後、9世紀に北米で改良され小型化したのがチワワで、世界最小の犬と言われています。

性格は好奇心や警戒心が強い半面、飼い主への愛着はとても強く、甘えん坊です。行動は活発ですが、トイプードルのように激しくジャンプをすることはありません。寒さに弱いものの日本の夏ぐらいの温度は平気で、暑い時期に毛布にくるまって寝られるのはチワワだけでしょう。

生まれつき頭の泉門が開口しているケースもしばしば見られるため、頭部に強い圧力を加えることは要注意。後肢の膝関節脱臼や頸椎《けいつい》、胸椎の椎間板疾患も比較的多いです。

急発進、急停止、急回転を好む犬はフローリングのような滑りやすい床では膝関節が悪化する恐れがあるので、床面を滑りにくい素材にすべきです。雄は特に活発な犬が多く、去勢していなければ、高齢になってもマーキングやマウンティングするケースがよく見られます。

10歳を過ぎてくると心臓病（僧帽弁閉鎖不全症）が増えてきます。早い犬では8歳ぐらいから、せきや散歩時間が短くなる（運動不耐性）など心臓病の初期症状が見られ始めます。この頃から、毎年の心臓検診を含む健康診断がとても重要になってきます。

心臓やほかの臓器に異常が見つかっても適切に対応すれば16、17歳まで生きることは可能です。高齢になると腫瘍も見られるようになりますが、ほかの犬種に比べれば少ないほうだと思います。一番小さい犬ですが、長生きしてくれる甘え上手な犬ですね。

［2018年4月13日付］

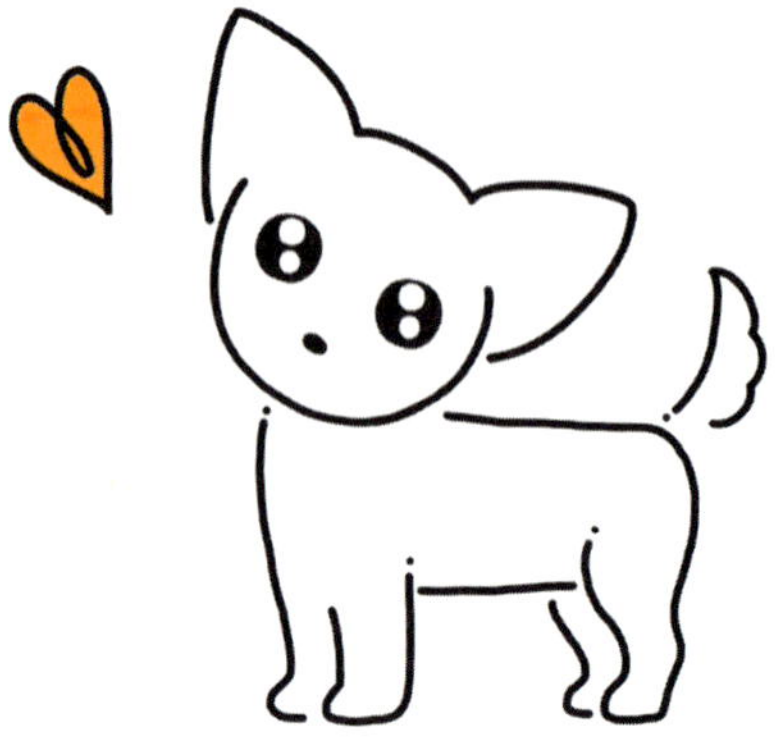

# 4 ゴールデンレトリーバーの健康診断

北野動物病院院長　北野吉秋

ゴールデンレトリーバーは、温和で、同時にやんちゃなその性格から、大型犬の中でも特に人気の犬種です。今回は、愛犬の長生きのため、健康診断の話をします。

最近では、ご家族の意識も向上し、ペットの健康診断で血液検査をする人も増えています。しかし、血液検査だけではわからない病気もあります。その一つが腫瘍です。ゴールデンレトリーバーは遺伝的に悪性腫瘍になりやすいとされ、胸やおなかの中の腫瘍は画像検査でしか見つからないことがあります。

例えば、脾臓《ひぞう》の血管肉腫。脾臓は免疫や血液の貯蔵に関わる臓器で、多くの血管が通っています。血管肉腫は血管を作る壁の悪性腫瘍で、脾臓腫瘍の中で最も多いものです。初期はほとんど無症状ですが、進行すると破裂しておなかの中で出血したり、止血機能を乱して血栓を作ったり、致命的な症状を起こしてしまいます。転移もしやすく、1年後の生存率は10％未満と大変怖い病気です。発生を防ぐことは不可能で、早期発見が一番大切になります。ただし、発見は通常の血液検査だけでは困難で、X線（レントゲン）や超音波（エコー）、CT（コンピューター断層撮影）などの画像検査が有効になります。画像検査で脾臓のしこりが見つかった場合、診断や治療のため脾臓摘出手術が行われることがあります。早期発見すれば、無症状の状態で体力に余裕を持って、抗がん剤など次の治療に移行することもできます。

ゴールデンレトリーバーと生活していくうえで、腫瘍の可能性は切り離せません。X線検査や超音波検査は基本的に麻酔なしで、負担をなるべくかけずに行うことが可能です。隠れた病気を見つけるために、ぜひとも健康診断に画像検査を追加してもらいたいと思います。

［2018年4月20日付］

# 11章

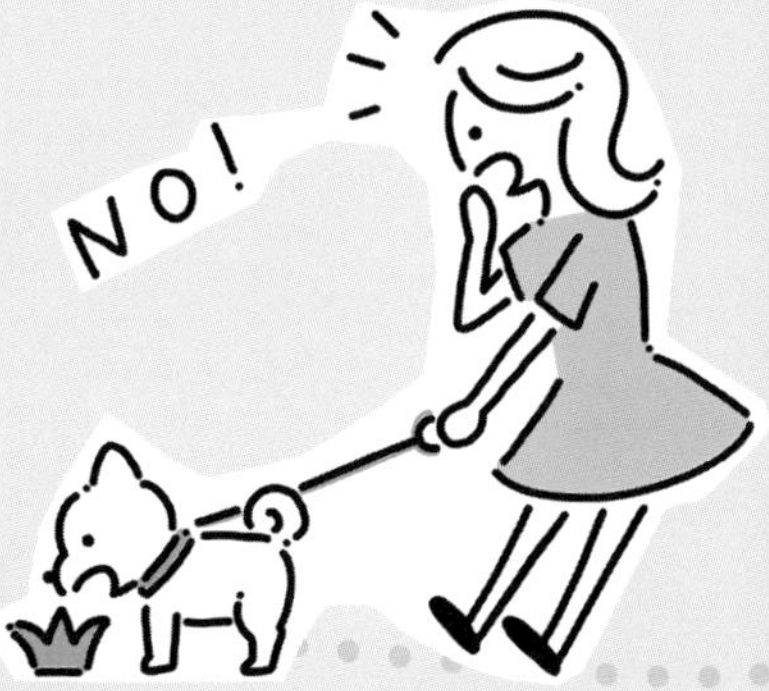


# 幼齢期と高齢期

# 1 子犬期に気を付けること

動物総合病院ユニベッツ福岡院長　青木芳秀

子犬という言葉から連想されるのは「元気」「活発」だと思いますが、その元気な子犬が来院する一番の理由は、消化器疾患だと言われています。

消化器疾患の原因のトップは、消化不良を起こさせるものを食べてしまうことです。私たちの家の中には、ペットが口にしてしまうと有害なものがたくさんあります。人間にとっては何ということもないものも、ペットたちが興味津々に口に入れて遊んでいるうちに飲み込んでしまったり、本気で食べてしまったり。例を挙げたらきりがないくらいです。

こうした誤飲・誤食を防ぐには、部屋の床の掃除をしっかりとする、部屋の中のごみ箱を荒らされないようにすることが重要です。

外に散歩に出かけて、犬に道端の草を食べさせているご家族をよく見かけますが、これも下痢・嘔吐の原因となります。草は絶対に食べさせないでください。草に有害物が付着していたり、草の成分が動物に有害に作用することもあります。

子犬の来院理由の2番目は事故です。転落、転倒、物の下敷きになる、ドアの開閉時に挟み込まれるなど、これもまた、たくさんのケースがあります。こうした事故は場合によっては手術になったり、最悪の場合は死亡につながっています。事故を完全に予防することは家庭内でも困難かもしれません。

それでも、誤飲による消化器疾患と家庭内での事故は、ご家族がよく観察してあげれば、かなり予防できると思います。自分のペットの習性、行動パターンを知れば、予防対策もできるのではないでしょうか？　まずは自分の子犬をよく観察しましょう。

［2017年4月7日付］

## 2 元気いっぱいに見えても……

福岡動物メディカルパーク　リヴ動物病院院長　**佐藤誠剛**

かわいい子犬の時期が過ぎると、最も活動的で健康的な成犬期に入ります。本当の家族として心をつなぐ時期で、周囲を幸せにしてくれます。アレルギーや免疫の異常などがなければ病気になることは少なく、一見気を付けることも少ないように思えます。

しかし、いくつかの注意すべき点があります。

まず1つめは、道路への飛び出しや、拾い食いによる食中毒など偶発的な事故です。活発で好奇心が旺盛な時期には、こうしたトラブルは少なくありません。残念ながら命を落としてしまうこともあります。

そこで大切になるのがしつけです。つい甘やかしたくなることもあるとは思いますが、命を守るためにはしっかりとしたしつけが欠かせません。

2つめは食生活です。今の日本は「飽食の時代」です。それに伴い、人間と一緒に暮らす犬たちの間でも近年、生活習慣病が増加傾向にあります。人間の食べ物をむやみに与えないことはもちろん、犬専用の「おやつ」も控えたほうがいいでしょう。

もう一つ気を付けるのは、成犬期の後半である5～7歳になると病気になることが増えてくることです。

それまで元気いっぱいだった犬が突然、発病し、「病気になるなんて思っていなかった…」とショックを受けるご家族も少なくありません。ちょっとした油断が、手遅れにつながるので注意が必要です。

健康そうに見えても、定期的な健康診断で体の状態をチェックしておくことはとても重要なことだと思います。

［2017年2月10日付］

## 3 運動を嫌がると要注意

北光犬猫病院院長　立花　徹

動物は言葉を話せませんから、動きたがらないときは、ただ単に嫌がっているのか、何かしら疾患があって動かないのか、考える必要があるかもしれません。病気の可能性がある場合には「痛み」「息苦しさ」「だるさ」が存在する場合が多く見受けられます。

犬の場合、家族が帰ってきても玄関に迎えに来なくなったり、喜んで玄関まで来ても、お愛想程度ですぐおとなしく横になってしまうようであれば、何か問題があると思ったほうがよいでしょう。

犬は喜んだり、はしゃいだり感情表現が豊かなため、異常があるときは早期に気付くことができますが、猫は物静かで、喜怒哀楽がわかりづらいため、異常を見逃して病気の発見が遅れる恐れがあります。

一般的に、運動量が減ってきた▽寝てばかりいる▽おもちゃで遊ばなくなった▽ソファにジャンプしない▽毛づくろいをしなくなった▽食事やおやつのときにしか寄ってこない▽体の特定部位をよくなめる――このようなサインがあるときは、どこかの痛み、心臓疾患、呼吸器疾患を抱えている可能性が考えられます。

痛みであれば跛行《はこう》（正常でない歩行）や背湾姿勢で気付くことが一般的です。また、誰も触っていないのに、犬が急に「キャン」と鳴くときは、特に背中や腰の痛みを強く疑います。

心臓疾患・呼吸器疾患では、元気がないなどの特徴的な症状はありませんが、いつもより動きが鈍い、また、呼吸が荒いときは、何かしら異常があると考えたほうがよいでしょう。

年を取ったから動きが悪くなったのだろうと思い込むのも危険です。高齢になっているのであればなおさら積極的に、動物病院で健康診断の実施をお勧めします。

［2017年8月25日付］

4

# 犬の年齢と寿命

たか動物病院院長　**高橋隆之**

愛犬との暮らしはとても楽しく、いつまでも一緒にいたいとご家族なら誰でも思います。

ただ、犬は人間と違って年齢を重ねる速度が速く、いつまでも子どものように思っていた愛犬もいつの間にか自分の年齢を超えていってしまいます。そう思うと、あなたの愛犬が人でいうと今何歳なのか、気になりますよね。

犬の年齢は、人に例えると小型、中型、大型犬で異なっており、一般にいずれも生後1年半くらいで大人（成人）になり、丸2年で人に例えて24歳ぐらいになります。3年目以降は、小型犬は1年に4歳ずつ、中型犬は年に5歳ずつ年を取ります。

一方、大型犬は生後2年目以降、年に7歳ずつ年を取ると言われています。

愛犬の年齢が人で言うとどれくらいなのか、健康管理やフードを選択するうえでとても重要なことだと思います。

では、犬の平均寿命はどれくらいなのか、これも気になるところですね。人間と同様に、犬の平均寿命は延びており、現在では12～15歳程度と言われています。フードの質が向上し栄養状態がよくなった▽動物病院の充実と獣医療技術の発達▽室内飼育の犬が増えた――などが理由として挙げられます。

小型犬は大型犬と比べて寿命は長く、中には20歳以上と驚くほど長生きする犬もいます。チワワ、トイプードルなどは長生きです。また、小型犬は10歳で、大型犬は6～7歳でシニア犬と呼ばれるようになります。

愛犬も定期的に健康チェックを行い、それによって平均寿命が長くなって、ご家族と一緒の楽しい時間が長く続くとうれしいですね。

［2017年3月10日付］

# 5 シニア期の注意点

ナナ動物病院院長　**藤井　梢**

犬は7歳を超える頃からシニア期に入ると言われ、小型犬に比べ大型犬は老化が早く進むとされています。

まず、このシニア期には運動能力や活動の低下が見られます。関節などに慢性的なトラブルがあると、段差の昇り降りや滑る床での歩行で、急に悪化することがあります。

年を取ると寝ていることが多くなったり、反応が鈍くなるのは当たり前のように思えますが、骨・関節疾患、心臓疾患や内分泌疾患が関係している可能性もあります。血液検査、レントゲンやエコー検査で診断することができますので、老化と決めつけずに動物病院を受診してください。

次に食欲の低下、食べ方の変化が見られ始めます。それに伴い体重や筋肉の減少があるときは、歯周病や肝臓・腎臓疾患、さらに腫瘍の可能性も疑います。

そこで、ご家族が愛犬の変化に早く気付くかどうかが大切になります。そのためには、ある程度の規則的な散歩や食事、日頃のスキンシップなどをお勧めします。少しでも変化を感じたら、動物病院に相談してください。

高齢犬の1年は人の10年くらいの速さで過ぎますので、年に2回以上の健康診断が重要です。動物病院では現在の健康状態を確認して、ご家族に的確なアドバイスをし、1日でも長く健康でいられるようサポートします。

近年、良質のフードや飼育に関する情報がインターネットなどで容易に手に入り、加えて獣医療や予防医学の進歩などによって、シニア期がさらに長くなると考えられます。家族の一員として最後まで穏やかで幸せな毎日を送ることができるよう、愛犬の健康管理に努めましょう。

［2017年3月17日付］

# 6 ぐるぐる回っていると要注意

北光犬猫病院院長　立花　徹

近年、獣医療の進化とともにペットの高齢化が進んできています。それに伴い、犬の認知症は増加傾向にあります。実際、どのような症状が出たら認知症の疑いがあるのでしょうか。

無駄ぼえが増える▽部屋の中をあてもなく歩き回り、壁に頭を押し当て立ち尽くす▽同じ方向にぐるぐると旋回運動を続ける▽障害物にぶつかっても後ずさりできず、ひたすら前に歩きたがる▽無理やり家具や壁の間に入り込み、抜け出せなくなり、ほえ続ける――などです。ひどくなると昼夜の逆転現象が起きることがあります。

この昼夜の逆転が始まると、ご家族の方が睡眠不足になったり、精神的な苦痛が重くのしかかってきます。ほえ声で近隣の迷惑になり、深刻な問題に発展しかねません。

これに対応するには安定剤や鎮静剤、睡眠薬などを使うことになります。これで一時的には安定しますが、症状がさらに進めば、起立困難になったり、ちょっとしたきっかけでほえ続けるようになり、状況に応じてさらに薬の量を増していくことになります。

認知症は早期発見、早期治療が重要です。100％予防というわけにはいきませんが、毎日の食事に注意することで介護のリスクを減らすことができます。特に積極的に摂取したい栄養素は、サバなどの青魚に多く含まれている脂肪酸のＤＨＡ・ＥＰＡや、緑黄色野菜に多く含まれるビタミンＥ・Ｃ、β‐カロテン、フラボノイドなどです。認知症予防に効果的と言われています。

かわいい愛犬には、少しでも長生きしてもらいたいものですね。認知症予防のために今から食事に気を付けたり、サプリメントを試してみてはいかがでしょうか。まずは動物病院に相談してください。

［２０１７年８月４日付］

## 7 高齢化に向き合う

江口動物病院院長　**江口邦昭**

ほかのコラムにもありますが、東京農工大学の調査によると１９９０年に、犬8.6歳、猫5.1歳であった平均寿命が２０１４年には犬13.2歳、猫11.9歳になったとのことです。25年間に平均寿命は犬で1.5倍、猫では2.3倍に延びました。獣医療の発達、室内飼育の増加、ペットフードの質の向上などが影響していると考えられています。

一方、高齢化ゆえの身体機能の衰えなどが現れてきます。耳が遠くなった▽段差を跳び越えられなくなった▽床に置いたフードをすぐに見つけられない▽歩く速度が遅くなった▽排尿排便に時間がかかる▽猫が爪研ぎをしなくなってきた――などの変化はありませんか？　加齢が原因の場合もありますが、何らかの病気のサインのこともありますので、まずはかかりつけの動物病院で相談してください。

犬や猫も高齢になると、程度の差はありますが、何らかの介護が必要になってきます。例えば、家の中の段差をなくしたり、食事を食べやすい形状にしたりといった配慮も必要でしょう。また、おむつを使用したり、こまめに爪切りやシャンプーをしたり、投薬や排便排尿の補助が必要になったりと、若くて元気なころに比べると手がかかることが増えてきます。

ご家族の負担は大きいかもしれませんが、それをつらいと思ってペットに接すると、ペットも敏感にその気持ちを感じ取ります。介護が必要になったということは、それだけ、楽しく幸せな時間を長く共有できたという証しです。ペットが高齢になっても安心して生活できるよう、笑顔を忘れず、悔いのないよう、楽しく幸せな気持ちでケアしてください。その気持ちがペットに伝われば高齢のご家族の方も、お互いハッピーで楽しい老後生活が過ごせると思います。

［２０１７年10月20日付］

## 8 高齢期の犬に多い病気

あきたこまつ動物病院院長　小松　亮

今回は高齢期の犬によく見られる病気についてお話しします。犬も高齢になると病気になりやすくなります。

第一に注意していただきたいのが、心臓の病気、僧帽弁閉鎖不全症です。僧帽弁閉鎖不全症は、心臓内の僧帽弁という扉がうまく閉まらなくなってしまう病気です。初期の状態では目に見える症状はあまりありませんが、進行するとせきがひどくなったり、呼吸が早くなったりして、運動後などに苦しそうにします。さらに進行すると、肺に水がたまってしまう肺水腫を起こし、命の危険も生じます。

第二は、内分泌（ホルモン）の病気です。糖尿病、副腎皮質機能亢進症（クッシング症候群）、甲状腺機能低下症などがあります。糖尿病は膵臓《すいぞう》から分泌されるインスリンの作用不足による病気です。多飲多尿の症状が多く、病気が進行すると急に元気や食欲がなくなり、白内障の併発や腎不全などの命に関わる状態になってしまいます。

クッシング症候群は、腎臓近くにある副腎からホルモンが過剰に分泌される病気です。多飲多尿の症状が出たり、病気が進行すると筋力低下で起立困難や肝機能障害や脱毛を起こしたり、糖尿病を併発することもあります。

甲状腺機能低下症については、以前のコラムで説明しました通り、冬に重度の低体温症に陥ると命の危険が生じる病気です。

第三が、腫瘍。犬にもいろいろな腫瘍の病気があります。触ってしこりを確認しやすいリンパ節や乳腺、皮膚の腫瘍もあれば、胸やおなかの中に発症し、発見が遅れがちな腫瘍もあります。

いずれの病気も早期に発見できれば、小さな負担で治療ができることも多いのです。定期的に健康診断を受けてください。

［2017年11月17日付］

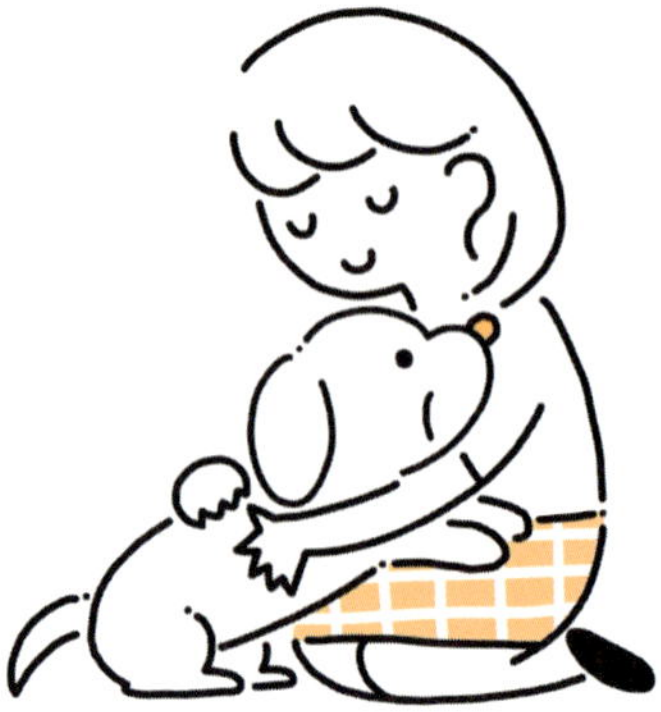

# 9 高齢期の猫に多い病気

あきたこまつ動物病院院長　小松　亮

今回は、高齢期の猫によく見られる病気を説明します。猫も高齢になると病気になりやすくなります。

1つめは、腎臓の病気（慢性腎不全）です。猫の場合、中高齢になると徐々に腎臓の機能が低下してしまう慢性腎不全が多くなります。尿毒症の影響で少しずつ食欲が落ちたり、嘔吐が多くなったりします。さらに悪化すると重度の尿毒症となり、命にも関わってくることがあります。早期発見すれば、投薬や食事療法で進行を遅らせることができる可能性もあります。

2つめに内分泌（ホルモン）の病気（糖尿病、甲状腺機能亢進症など）です。猫も犬と同じように、糖尿病にかかりやすくなります。特に猫は、大人になると運動量が減ることが多く、犬と同じように散歩をするのも難しいため、肥満のリスクを抱えないよう家の中での体重管理がとても大切になります。

甲状腺機能亢進症は気管の脇の甲状腺からのホルモン分泌が過剰となってしまう病気です。猫の場合の症状は、食べる量が多い割に痩せていく▽呼吸が速い▽興奮しやすく発情期のようによく鳴く——などです。また心臓病を併発してしまうこともあります。一方、犬は猫とは逆にホルモン分泌量が不足する、甲状腺機能低下症になりやすいと言われています。

3つめに腫瘍の病気です。猫にも、いろいろな腫瘍の病気があります。中でも乳腺腫瘍は統計上ほとんどが悪性で、小さなしこりであっても早めに受診したほうがよいでしょう。また予防法としては、初回の発情前に不妊手術を受けると、その後の乳腺腫瘍の発生率を下げられることがわかっています。

猫の病気も犬と同様に早期発見が大切です。定期的な健康診断を心がけてください。

［2017年11月24日付］

# 12章

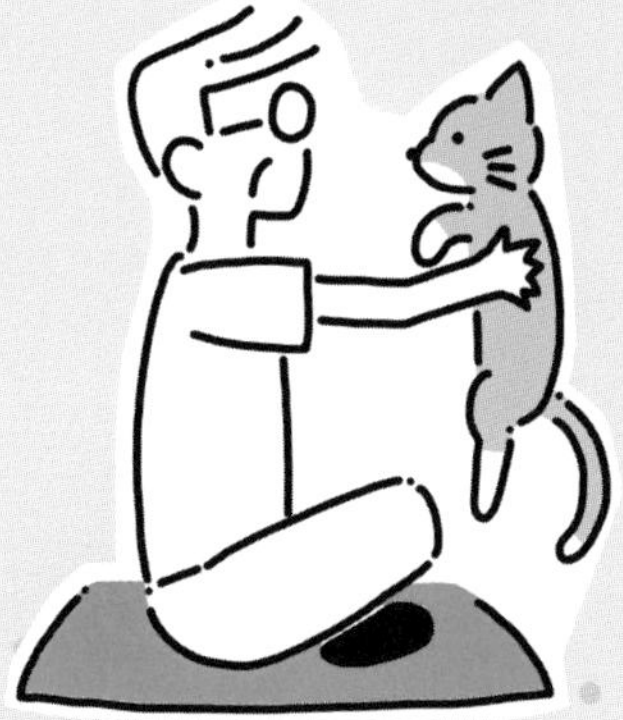

# 健康診断とチェック

# 1 ボディタッチで健康チェック

やさか動物病院院長　大石太郎

私たち獣医師の診察は問診、視診、触診、聴診から始まります。触診と呼ばれる動物を触る診療はとても大事な意味を持っています。私たちは動物たちをいつも同じ順序で触り、異常を見つけていきます。そんな触診ですが、実はご家族が毎日行うスキンシップと同じような行為です。

初めに顔を見て左右対称かを確認していきます、頭をなでて目、口、鼻に異常がないかを確認し、耳の中もチェックしていきます。顔のチェックが終わったら下顎の根元、脇の下、ももの付け根、膝の裏を触り体表リンパ節が腫れていないかをなでながら確認していきます。

体全体をなでながら皮膚のどこかにできものがないかを確認し、常に左右対称に触っていきます。体幹のチェックを終えたら、今度は手や脚を付け根からなでるように先端まで触り、右と左で違いがないか、爪や足の裏に何かないか

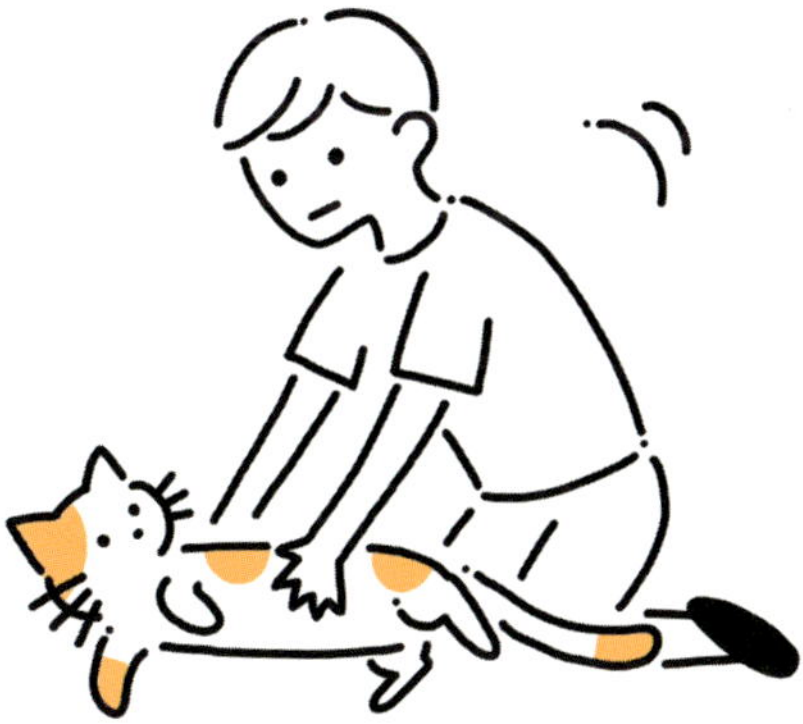

を確認していきます。

最後にお尻周りにできものがないか、睾丸に左右差がないか、硬さは同じか、お乳の周りにしこりがないかを確認していきます。

この方法は私自身が普段行っている触診です。このような触診は、毎日のスキンシップの中でご家族の方自身でも簡単に行うことができます。また、私たちより、毎日触れる機会が多いご家族が行うことで早い段階で異常を見つけ出すことができます。

高齢になると多い腫瘍疾患をいち早く発見するためにもこの触診はとても大事な行為です。毎日のスキンシップの中で簡単に実施できるのでぜひ試してみてください。

［２０１７年9月22日付］

## 2 10月13日はペットの健康診断の日

Team HOPE代表、犬山動物総合医療センター代表　**太田亟慈**

Team HOPEでは、10月13日（じゅういさん）を「ペットの健康診断の日」（一般社団法人日本記念日協会認定）として登録しています。ペットがご家族といつまでも元気で暮らすために、病気の早期発見・早期治療が大切であることを知ってほしい、そんな願いを込めました。

一般的に、ご家族がペットを動物病院に連れて行く回数は非常に少ないのが現状です。それは、動物病院はペットが病気になってから行く場所と考えているからです。子犬・子猫の成長はとても早く、知らず知らずのうちに病気が進行している場合も少なくありません。私たちの調査では、ペットを失ったご家族のうち、目で見てわかる病気の兆候から、わずか1年未満でペットが死んだと答えた方が、82％もいらっしゃいました。つまり、病気の兆候が表れたときには、手遅れという場合が多いのです。

では、話すことができない動物の場合、病気から守るためにはどうしたらよいでしょうか。重要なのは定期的な健康診断の受診と、日常的にご家族がペットの健康を確認することです。Ｔｅａｍ ＨＯＰＥでは、「ウェルネスチェック」を提案しています。日常のペットの状態をまずご家族がセルフチェックできるよう、ウェルネスチェックシートを作成しました。

いつもと違う様子が見られたら、早めに獣医師へ気軽に相談していただき、病気の早期発見・早期治療につなげます。ウェルネスチェックシートはホームページ上からダウンロードできますので、ぜひお試しください。そして、気軽に行ける動物病院をぜひ見つけていただき、ご家族と動物病院の信頼関係ができることを願っています。

［２０１７年10月13日付］

# 3 ウェルネスチェックシート

倉敷動物医療センター　アイビー動物クリニック院長
藤岡　透

自分の体調を声に出して表現できないペットたち。普段と様子が違っていても、つい見過ごしがちになっていませんか。ご家族が日頃からペットの健康状態を気にかけることは、とても大切です。では、具体的にどのようにしたら、様子の変化に早く気付けるのでしょうか。

獣医師らが作成したTeam HOPEウェルネスチェックは、幼少期から高齢期に至るすべての犬猫を対象に、体調不良の把握や病気の早期発見につなげる健康チェックの1つです。

まずはホームページ（http://teamhope-f.jp）にあるウェルネスチェックシートに従い、ご家族が自宅でペットの状態をチェックします。チェックシートには、睡眠や体重▽歩き方や行動の変化▽食事量や排泄物に問題はないか▽皮膚や目、鼻、口に異常はないか――などの問いが14項目あります。

そのチェックシートを印刷して持参し、Team HOPE賛同動物病院へご来院ください。動物病院では獣医師の目線でウェルネスチェックを再度、ご家族と一緒に実施します。ご家族と獣医師が同じチェックを行うことで、ペットの健康を客観的に評価できます。

また、ご家族の方も、どのような視点から健康状態を観察したらよいのか理解が深まり、病気の早期発見や早期治療につながります。

［2017年9月15日付］

Team HOPE ウェルネスチェックシート

# ペットの健康セルフチェックしませんか？

あてはまる項目にチェック☑や症状などをご記入ください。

| 飼い主さまの お名前 ふりがな | | ペットの お名前 |
|---|---|---|
| 犬・猫 種類 | 誕生年・月 年 月 歳 | 避妊・去勢手術は していますか はい ・ いいえ |

## 生活全般

- □ 元気がない
  - いつから
- □ 息切れがあるなど、疲れやすい
  - いつから
- □ 歩き方や行動に変化がある
  - いつから
  - どのように
- □ 睡眠に変化がある
  - いつから
  - どのように
- □ 体重に変化がある
  - いつから
  - 増えた kg / 減った kg

## 食事

- □ 食事量や飲水量に変化がある
  - いつから
  - 食事量 増えた / 減った
  - 飲水量 増えた / 減った

## 排泄

- □ 排泄物の色や臭い、量、固さや、排泄の回数などに変化がある
  - 排便の変化
  - いつから
  - 排尿の変化
  - いつから

## 体や部位

- □ 毛づやに変化や、脱毛がある
  - いつから
  - 部位
- □ 体をかゆがったり、皮膚に異常がある
  - いつから
  - 部位
- □ 目に濁りや充血などの異常がある
  - いつから
  - どのように
- □ くしゃみや咳、鼻水や鼻血が出る
  - いつから
  - くしゃみ / 咳 / 鼻水 / 鼻血
- □ 口臭がある、よだれが出る
  - いつから
  - 口臭 / よだれ
- □ 歯が汚れている、歯石がある
  - いつから
- □ 耳の中が汚れている
  - いつから

1つでもチェックがついたら、
Team HOPEの動物病院で
診てもらいましょう。

賛同病院はこちら Team HOPE 検索

www.teamhope.jp

その他、気になる点やご質問がございましたらご記入ください。

受診日： 年 月 日 受診回数： 回／年

病院記入欄

配布病院名・店名

# あとがき

私は1977年に獣医師になり、小動物の臨床獣医師を目指して現在に至ります。多くのペットやご家族に出会いさまざまな経験をしてきました。昔からペットを大切にするご家族の気持ちは変わりませんが、獣医学は日進月歩のスピードで進化してきました。特にペットフードの進化は目覚ましいものがあります。それとともにペットも人と同様に長寿傾向になってきているのが現状です。長寿になることで運動器疾患や肥満、認知症など人と同様な問題が発生してきています。

数年前より、どのようなサポートをすればペットが健康で長生きでき、人といつまでも楽しく過ごせる時間を増やすことができるのかと考えるようになりました。そこで立ち上げたのが社会啓発団体Ｔｅａｍ ＨＯＰＥ（Healthcare Orgnization for Pets）です。

この団体は全国で１２００以上の動物病院がミッションに賛同して加盟しています。ペットを元気で美しく長生きさせることをモットーとしています。

ペットが大好きな獣医師の集まりで、かつペットに関するさまざまことを気軽に安心して相談できる動物病院の集まりです。

今回、全国のＴｅａｍ ＨＯＰＥメンバーの地区委員が中心となり、産経新聞掲載リレーコラムを約2年間執筆したものを書籍化しました。動物病院の日々の診療の中でペットのご家族に普段から説明しているのと同様な思いで、読者が理解しやすいようにさまざまな事柄について解説しています。ペットを我が家に迎える前の必要な物や心構えの準備から始まり、子犬から成犬に至る大切な期間や四季を通しての注意点、気を付けなくてはいけない食べ物等、具体的に挙げて説明しています。

ペットとの共同生活を快適にして、いつまでも幸せが続くように私たちＴｅａｍ ＨＯＰＥがお手伝いします。獣医師として、また1人のペット大好きヒトとして、この本を1人でも多くの方々に読んでいただき、皆さまのペットとの暮らしが快適になることを喜びに思います。

心より感謝します。

Ｔｅａｍ ＨＯＰＥ代表　太田亟慈

# 執筆者一覧

前谷茂樹　まえたに動物病院（北海道）
立花　徹　北光犬猫病院（北海道）
石原　創　どうぶつ園通りの動物病院（北海道）
小松　亮　あきたこまつ動物病院（秋田県）
小泉信輝　Dog & Cat Hospital GALFAR（宮城県）
佐藤龍也　エスティー動物病院（福島県）
田村　誠　たむら動物病院（群馬県）
上條圭司　ゼファー動物病院（東京都）
川野浩志　プリモ動物病院練馬／動物アレルギー医療センター（東京都）
弓削田直子　Pet Clinic アニホス（東京都）
本間梨絵　日本動物医療センター（東京都）
早乙女真智子　マリーナ　街の動物病院（千葉県）

---

川瀬英嗣　王禅寺ペットクリニック（神奈川県）
牛草貴博　関内どうぶつクリニック（神奈川県）
小澤真希子　関内どうぶつクリニック（神奈川県）
青山幸利　青山動物病院（静岡県）
吉田美緒　青山動物病院（静岡県）
近藤隆太　いるか動物病院（静岡県）
太田亟慈　犬山動物総合医療センター（愛知県）
水野範仁　どうぶつ医療センター
みずの動物クリニック（愛知県）
浅井亮太　動物医療センターもりやま犬と猫の病院（愛知県）
長谷隆司　エルザ動物医療センター（兵庫県）
有里正夫　兵庫ペット医療センター（兵庫県）
米良匡史　兵庫ペット医療センター（兵庫県）

杉山直也　兵庫ペット医療センター東灘病院（兵庫県）
宮保憲幸　兵庫ペット医療センター東灘病院（兵庫県）
谷口哲也　兵庫ペット医療センター東灘病院（兵庫県）
前田史彦　前田動物病院（広島県）
上垣内俊輔　かみがいち動物病院（広島県）
藤岡　透　倉敷動物医療センター　アイビー動物クリニック（岡山県）
大石太郎　やさか動物病院（岡山県）
上田洋平　こくたいちょう動物病院（岡山県）
標葉　譲　若葉会動物病院（岡山県）
伊達成寿　だて動物病院（岡山県）
青木芳秀　動物総合病院ユニベッツ福岡（福岡県）
佐藤誠剛　福岡動物メディカルパーク　リヴ動物病院（福岡県）

---

西岡賢一　パル動物病院（福岡県）
時松聖潤　ハートフル動物病院（大分県）
高橋隆之　たか動物病院（長崎県）
藤井　梢　ナナ動物病院（宮崎県）
江口邦昭　江口動物病院（佐賀県）
藤本晋輔　大津動物クリニック（熊本県）
山部剛司　ほっぺ犬猫病院（熊本県）
北野吉秋　北野動物病院（鹿児島県）
池原秀壱　ペットメディカルセンター・エイル（沖縄県）
大石真寿　にしざきペットクリニック（沖縄県）
金城秀敏　おもろ動物クリニック（沖縄県）
友利聡士　アネシスペットクリニック（沖縄県）
新里　建　赤瓦動物病院（沖縄県）

## Team HOPEとは

Team HOPE（チームホープ）とは、全国の獣医師・動物病院がTeamとなって、ペットの予防医療と健康管理の普及・啓発活動を推進し、ペットにやさしい社会の実現を目指すプロジェクトです。

Team HOPEの「Team」には、獣医師同士のTeam、業界全体でのTeam、そして、ご家族さまと私たち獣医師とのTeamづくりを願う気持ちが込められています。

現在、全国で1,231病院が賛同し、活動しています。（2018年8月10日時点）

ペットと暮らす　獣医師からのアドバイス

2018年10月13日　第1版第1刷発行

編　著　Team HOPE
発行者　金山宗一
発行所　株式会社ファームプレス
〒169-0075
東京都新宿区高田馬場2-4-11 KSEビル2F
TEL 03-5292-2723　FAX 03-5292-2726
E-mail: info@pharm-p.com
http://www.pharm-p.com
印刷製本　広研印刷株式会社

Printed in Japan
ISBN978-4-86382-092-0